ESSAIS

SUR LES

EAUX SALINES-FERRUGINEUSES

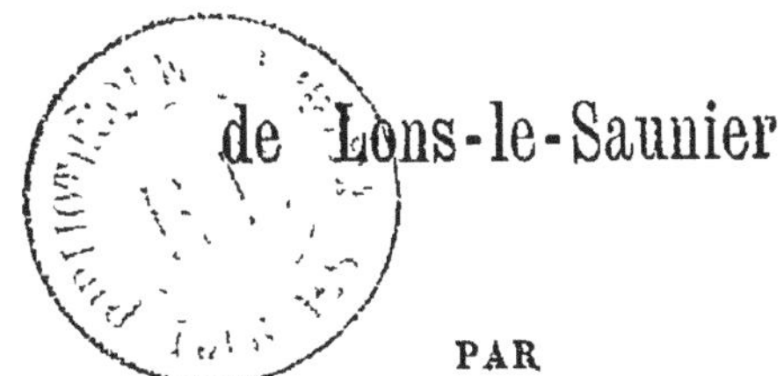

de Lons-le-Saunier

PAR

Le Docteur Albert CHALLAN,
Chevalier de la Légion d'Honneur,
Médecin-major de l'armée, membre lauréat de l'ex-société
de médecine de Strasbourg.

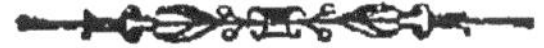

LONS-LE-SAUNIER,
IMPRIMERIE ET LITHOGRAPHIE DE H. DAMELET.

1874.

ESSAI

SUR LES

EAUX SALINES-FERRUGINEUSES

de Lons-le-Saunier,

PAR

le Docteur Albert CHALLAN,

Chevalier de la Légion d'honneur,
Médecin-Major de l'armée, membre lauréat de l'ex-société
de médecine de Strasbourg.

Pro utilitate.

AVANT-PROPOS.

« L'efficacité des eaux minérales, dit M. Armieu, (études sur Baréges), n'est pas en général sainement appréciée. Les uns pensent qu'elles n'agissent que par le concours des circonstances hygiéniques qui accompagnent leur administration près des sources, d'autres prônent outre mesure leurs vertus, et les croient capables de guérir radicalement toutes les maladies chroniques. » Entre cette exagération et cette négation il y a place pour la vérité. Tel est le but que je me suis proposé en étudiant les eaux minérales de Lons-le-Saunier.

Jusqu'ici ces eaux ne sont guère sorties du domaine de l'empirisme ; la tradition populaire a fait toute leur valeur. Leur usage a certainement amené bien des mécomptes, mais il a bien certainement aussi, déterminé de nombreuses guérisons. Il est temps de savoir ce qu'elles valent réellement, et quels services elles peuvent rendre.

J'ai basé cette étude d'abord sur l'analyse chimique, puis sur la nature des effets physiologiques et thérapeutiques que j'ai constatés ; j'ai recherché ce que sont le sol et le climat du pays, je me suis enfin enquis des maladies qui lui sont propres, et de leurs causes probables. Je pense ainsi avoir réuni les éléments indispensables à toute étude scientifique de ce genre. Je n'ai pas, toutefois, la présomption de connaître complètement les eaux minérales de Lons-le-Saunier, mais je crois pouvoir déjà préjuger de l'avenir, et autoriser des essais thérapeutiques qui promettent rationnellement de bons résultats.

CHAPITRE Ier.

Aperçu géographique et historique.

La ville de Lons-le-Saunier est bâtie sur les deux rives de la Vallière, affluent de la Seille qui se jette elle-même dans la Saône. Située au pied des dernières pentes du Jura, elle paraît entourée de collines d'une altitude moyenne de cent cinquante mètres au-dessus d'elle. Ce sont au nord les collines de Pymont, de Chille et de Perrigny, au sud celles de Montaigu, de Mancy et de Montciel. Elle est à cheval sur la route de Lyon à Besançon-Strasbourg, et sur celle de Nevers à St-Laurent-Morez. Elle se trouve, en outre, au centre d'un réseau de chemins de fer qui la rattachent à Lyon par Bourg et Chalon, à la Suisse par Bourg et Mouchard, à Strasbourg par Besançon, à Paris enfin par Mouchard et par Dole.

Plusieurs documents historiques, et les nombreuses médailles, dont plusieurs antérieures à la conquête romaine, qui se rencontrent parfois dans son sous-sol prouvent, à n'en pas douter, sa haute antiquité. Son étymologie, *Ledo-salinarius* (flux et reflux), provient, dit-on, des intermittences qu'on observait autrefois dans le mouvement de ses sources salifères. Ces sources sont évidemment, du reste, le mobile qui a poussé les premiers habitants (une tribu gauloise) à venir se grouper sur le plateau de Richebourg, situé immédiatement au-dessus de leur affleurement principal. Bientôt des voies de communications s'établirent entre ce centre et les pays avoisinants, notamment avec Marseille et la vallée du Rhône; elles facilitèrent l'exploitation du sel et de la viande salée, et les Romains, maîtres de la Séquanie, pensèrent que la bourgade ainsi formée, méritait les honneurs d'une enceinte fortifiée.

Après la domination des Romains, Lons-le-Saunier, d'abord au pouvoir des Burgondes, devint la propriété des Francks. Ce fut seulement vers cette époque qu'elle se montra véritablement chrétienne, et que l'un de ses enfants, saint Désiré, fils de noble famille, la dota d'une église dans laquelle il fut inhumé plus tard. Cette église. voisine d'un ancien baptistère, devint à son tour, en raison, dit la chronique, des nombreux miracles qui s'y opérèrent, le centre d'une seconde bourgade, laquelle fut longtemps indépendante de la première. Bientôt du reste la cité s'étendit vers la plaine, se rapprochant ainsi du bourg St-Désiré, pour occuper enfin l'emplacement qu'elle a conservé jusqu'à nos jours. Elle subit en 888 la fureur des Normands qui dévastaient alors la Bourgogne. Elle végéta misérablement pendant toute la durée des guerres féodales du xe siècle (le siècle de fer) et fut enfin inféodée à la maison de Montmorot, sous la domination d'Othon Guillaume, duc de Bourgogne et héritier par sa mère du Comté de Scodingue. Elle devint ensuite la propriété d'Etienne, fils du duc Guillaume, prince d'Orange et de Chalon et chef de l'illustre maison de ce nom. Elle demeura longtemps dans la suzeraineté de cette puissante famille dont plusieurs membres, parmi lesquels le vainqueur de Rome et du peuple Romain, Philibert de Chalon, vice-roi de Naples, furent inhumés dans son église des Cordeliers (1530). C'est ainsi que l'église des Cordeliers posséda pendant plusieurs années le grand étendard de Rome, lequel paraît avoir été détruit pendant l'incendie du couvent annexe. Sous la domination des princes de Chalon, les habitants de l'enceinte fortifiée de Richebourg surent conserver, avec le titre de bourgeois, certaines prérogatives, telle que redevance sur le puits-salé, et autres droits municipaux très-importants. Ils constituaient un conseil de prud'hommes, qui décidaient, sous la consécration de l'autorité seigneuriale, de toutes les mesures à prendre dans l'intérêt de la ville. Ainsi, en 1171, le conseil décida que chaque semaine, une demi-montée de muire serait octroyée à l'abbé de Balerne; à charge pour ce prélat, d'envoyer à la ville le frère Humbert, (un des ingénieurs les plus habiles de l'époque) assisté d'un charpentier, afin de reconstruire le puits-salé qui menaçait ruine.

La ville cependant ne reçut ses véritables chartes de franchise qu'en 1293 et 1295, époque à laquelle elle s'enveloppa d'une enceinte unique, comprenant Richebourg et St-Désiré. Cette enceinte, d'ailleurs, ne devait pas la protéger beaucoup. En 1364 la ville fut en effet brûlée et pillée par une bande d'Anglais. En 1479 elle se soumit avec toute la Franche-Comté, à la domination du roi de France, Louis XI. Elle chassa, en 1493, la garnison française qui lui avait été imposée, fut réoccupée seulement en 1595 par le roi Henri IV, et déclarée terre neutre, quelques mois à peine après la conquête, par traité conclu entre ce monarque et le roi d'Espagne. Elle ne devait pas longtemps conserver son indépendance.

Presque complètement abandonnée de l'Espagne, elle fut, en effet, reprise en 1637 par le duc de Longueville, l'un des capitaines de Louis XIII, qui s'en empara à la faveur d'un incendie, malheureusement allumé dans les faubourgs, et pour les nécessités de la défense, par ordre de son gouverneur le capitaine d'Alincourt. L'incendie poussé par le vent avait alors tellement maltraité la ville, qu'elle fut complètement abandonnée de ses habitants, et qu'en 1642, lors d'un nouveau traité de neutralité avec la France, on n'y comptait pas plus de trois cents hommes.

Elle fut cependant encore incendiée en 1646, alors qu'elle se relevait à peine de ses ruines, pour se faire occuper à nouveau, en 1668, par les armées de Louis XIV. Ce n'était pas encore la fin de ses péripéties : replacée sous la domination espagnole par le traité d'Aix-la-Chapelle, et remise en état de défense en 1673, sous la surveillance du capitaine Lacuzon, nommé à ce titre par le prince d'Arembert, alors gouverneur de la Franche-Comté, elle fut encore obligée de capituler, malgré l'énergie de son langage, devant les forces imposantes qui s'y présentèrent sous les ordres du Sire d'Aspremont, lieutenant du roi Louis XIV.

Son enceinte fortifiée fut alors définitivement rasée, et la ville s'accroîssant progressivement, prit à peu près l'aspect que nous lui voyons aujourd'hui.

Elle avait adopté pour armoiries les armes communes des maisons d'Orange et de Chalon, qu'elle conserva jusqu'à l'empire, et qui, sauf les quelques modifications apportées en 1812 par l'empereur Napoléon Ier, sont encore celles qui ornent le frontispice de son Hôtel-de-Ville. Au résumé donc, la simple bourgade de Richebourg, sise autour du puits-salé, et longtemps sous la domination Romaine, s'agrandit bientôt d'un nouveau faubourg qui prit le nom de son bienfaiteur, saint Désiré. Elle constitua à peu près alors la ville de Lons-le-Saunier telle qu'elle se montre actuellement, malgré les nombreux incendies (1364, 1510, 1536, 1595 et 1637), qui la détruisirent complètement, et qui, peut-être, ne furent pas sans avantage pour son perfectionnement. Ses habitants si souvent disséminés éprouvaient, il semble, le besoin de retrouver leur terre première. Ils étaient si paisibles, dit la tradition, que les prisons étaient toujours vides, et servaient seulement de lieu de récréation pour les enfants. Ils jouissaient aussi d'une très-grande réputation d'honnêteté commerciale; plusieurs s'adonnaient aux arts libéraux, étaient avides de science, et réputés pour savants entre tous ceux de la province. « Les demoiselles, dit « le même historien, sont tenues pour fort « belles, pour très-aimables envers les étran- « gers, et toutes d'une très-grande honnêteté.

« Les jeunes gens, de très-joyeuse compagnie, « y constituèrent longtemps une société privi« légiée, ayant dans la ville des droits et des « prérogatives bien déterminés. »

C'est ainsi que Lons-le-Saunier, réputée pour ses fêtes, pour son esprit militaire, pour la bravoure de ses enfants et pour la bonté de ses mœurs, mérita d'être qualifiée honnêste et pompeuse cité. Elle est encore aujourd'hui, je n'en doute pas, ce qu'elle était autrefois.

Ses gloires modernes, parmi lesquelles Rouget-de-l'Isle, les généraux Lecourbe, de Rotalier, de Sappel, Guy, Chaillet-de-Verges, Desvernois, et tant d'autres que leur actualité m'empêche de nommer, prouvent, au moins, qu'elle n'a pas encore dégénéré.

Géologie.

Le canton de Lons-le-Saunier se divise en deux régions, le vignoble et la plaine Il appartient presque complètement au terrain triasique, qui s'y trouve le plus habituellement recouvert d'une épaisse couche d'alluvion Ce terrain se compose, en général, d'argiles et de schistes marneux diversement colorés par des sulfures et des oxydes de fer; puis de dolomie (carbonate de chaux et de magnésie), de sel gemme et de pierre à plâtre, qui le distinguent du terrain liasique, avec lequel il a, du reste, de très-grandes analogies.

Les sondages exécutés aux environs de la ville pour l'exploitation du sel gemme, nous en donnent une idée bien précise. L'un de ces sondages a été poussé, malgré les inconscientes préoccupations de la population, redoutant des effondrements analogues à ceux observés dans les environs du puits-salé, jusqu'à l'énorme profondeur de 356 mètres. L'administration des Salines a bien voulu me communiquer le registre tenu à cette occasion Les extraits suivants peuvent donc être considérés comme exacts.

Au-dessous d'une épaisse couche de gravier, de sable et de galets (terrain d'alluvion), la sonde, disent les observateurs, a rencontré d'abord des marnes irisées, bleues, vertes ou jaunes ; puis, un peu plus profondément. à 29 mètres, une couche de calcaire désagrégé, jaunâtre et dolomitique.

Cette couche n'est pas très-épaisse ; à trente mètres, en effet, réapparaissent des marnes de diverses couleurs, puis du calcaire bitumineux, et de nouvelles marnes grises mélangées de sulfate et de sulfure de fer.

Viennent ensuite des gypses mélangés de marnes argileuses (69 à 76 mètres), et d'hydrate d'oxyde de fer.

Plus profondément (84 mètres) se trouve une couche de dolomie fortement colorée en vert par du sulfate de fer, puis de nouvelles marnes également mélangées de sulfate de fer.

A cent mètres les marnes sont remplacées par une épaisse couche de schiste noir, bitumineux (10 mètres environ) à laquelle succède du gypse cristallisé, mélangé de très-belle polyalithe (sulfate de soude, de chaux et de magnésie).

C'est au-dessous de cette couche, à cent trente-trois mètres, que se rencontrent les premières traces de sel gemme, mais encore très-mélangé de gypse, de marne et de polyalithe. A 140 mètres seulement se trouve le premier banc réellement exploitable. Ce banc qui mesure plus de dix-huit mètres d'épaisseur est en effet composé de sel très-pur, lamellaire, blanc, translucide, et d'un clivage facile, en cubes parfaits.

A partir de cent cinquante-neuf mètres, la sonde rencontre encore du sel, mais mélangé de polyalithe et de marne grise.

A 167 mètres, le sel redevient pur, mais seulement sur une épaisseur de 2 mètres.

A partir de ce point, et jusqu'à 183 mètres de profondeur, il se trouve à nouveau mélangé de marne gypseuse et de polyatithe.

Alors il disparait, et la sonde ne rencontre plus que des marnes gypseuses. Mais cette couche de 11 mètres environ étant traversée, le sel gemme, blanc, rose ou grisâtre réapparait d'abord dans toute sa pureté, se mélange ensuite de gypse, et se trouve enfin séparé d'un dixième banc par une nouvelle couche, 3 mètres environ, de marne grise, gypseuse.

Ce dixième banc, que la sonde rencontre à une profondeur de deux cents mètres, est d'abord composé d'un sel blanc très-pur, puis de sel rosâtre, puis de sel rouge mélangé de marnes et de gypse. Il perd alors progressivement de sa pureté et ne la retrouve qu'à 211 mètres seulement, sur une épaisseur de trois mètres environ.

Vers 214 mètres se rencontrent des gypses marneux, puis, dix mètres plus bas, une petite couche (1 mètre) de sel blanc rosé, puis encore, des marnes argileuses et du gypse, puis, enfin, à 227 mètres, un nouveau banc de sel en grains, blanc, translucide, ou fibreux et mêlé de rognons de polyalithe.

Alors réapparaissent des marnes gypseuses, puis une nouvelle couche de sel (4 mètres environ), à peine séparée par des marnes et du gypse d'un nouveau banc (le quatorzième) composé de sel rose, cristallisé ou grisâtre et fibreux.

A partir de cette profondeur, à 235 mètres, il semble que les couches de sel tendent à disparaître ; on rencontre cependant bien encore un nouveau banc à 270 mètres, mais alors composé de sel grisâtre, noirâtre, beaucoup moins pur que les précédents.

C'est probablement la dernière couche.

En effet, à partir de 275 jusqu'à 356 mètres, la sonde ne rencontre plus que des dolomies, des calcaires jaunes, des marnes gypseuses sans salure, du sulfate de chaux anhydre, du grès marneux, puis enfin, du grès feldspathique.

Tel est le résultat des sondages opérés sur le territoire de Montmorot, à 2 kilomètres à peine de la source du puits salé Il est donc bien évident que cette source se trouve alimentée par les mêmes couches salifères ; il paraît de plus démontré, qu'en raison d'une faille considérable qui s'est formée dans la colline de Pymont, le banc de sel a été soulevé, et se trouve, au puits salé, situé moins profondément que sous Montmorot.

Cétte même formation géologique, s'étend, dans le Jura, depuis la base du mont Poupet (Salins) jusque sous Montmorot, sur une longueur de cinquante kilomètres environ. Les bancs de sel gemme sont cependant loin d'avoir dans toute leur étendue la même importance. Ainsi à Salins, le 1er sel fut rencontré à 241 mètres seulement, et la sonde n'a constaté que trois bancs d'une épaisseur totale de 27 mètres, alors qu'à Lons-le-Saunier le sel se rencontre déjà à 133 mètres, constituant, jusqu'à la profondeur de 256 mètres, 14 bancs distincts, d'une épaisseur totale de 82 mètres.

Sur toute cette étendue de terrain si remarquable par le nombre de ses sources salées, les couches du lias, en raison des bouleversements qui ont précédé le soulèvement jurassique, se mêlent très fréquemment au Trias. Elles s'en distinguent cependant très nettement, tant par leur composition minéralogique, que par le caractère des fossiles qui leur sont propres

Dans le trias, en effet, les fossiles sont très-rares ; on rencontre seulement des acéphales bivalves, des débris de poissons, quelques rares ammonites et parfois des plantes dont les empreintes sont assez bien conservées. Ces fossiles font du reste absolument défaut dans les couches de dolomie et de gypse, dont la composition était, sans doute, incompatible avec la vie. Leur nature, comme aussi celle des couches marneuses intercalées entre les bancs de sel gemme, semblent démontrer que le territoire lédonien, fut longtemps constitué par de véritables marais salants dont l'eau peu profonde, et probablement saturée, s'est progressivement retirée, laissant en dépôt les épaisses couches de sel que nous exploitons aujourd'hui.

Le lias se fait remarquer par la plus grande abondance de ses fossiles. On n'y rencontre encore ni mammifères, ni oiseaux, mais déjà quelques reptiles atteignant parfois des dimensions colossales (Ictyhos aures et Plesiosaures). Les poissons marins y sont très-abondants. Les Céphalopodes et les brachiopodes (bellemnites, nautiles, et ammonites) pullulent dans les marnes calcaires. Les acéphales à coquille libre y sont aussi très-nombreux, et paraissent avoir été déposées par la mer sur des points littoraux. Cette hypothèse est d'autant plus vraisemblable que dans tous ces calcaires marneux on rencontre également un grand nombre d'empreintes de plantes terrestres qui, nécessairement, n'ont pu vivre que sur un littoral.

La géologie du canton de Lons-le-Saunier, nous montre aussi l'importance de ses richesses minérales.

Ses calcaires dolomitiques servent à la fabrication de la chaux hydraulique. Ses couches de gypse ou plâtre sont largement exploitées dans le canton, ses marnes sont très-précieuses à notre agriculture, enfin ses immenses dépôts de sel gemme sont une source inépuisable de fortune, et la cause principale de sa puissante vitalité.

Hydrologie.

En raison même de l'imperméabilité de ses couches argileuses et des inclinaisons qu'elles forment, les environs de Lons le-Saunier sont assez bien approvisionnés d'eau douce. Cependant les sources sont en général peu abondantes ; de plus les eaux contiennent parfois des principes gypseux qui les rendent absolument impropres à l'alimentation.

On les accuse en effet alors, et non sans raison, d'occasionner des goîtres et des affections cutanées assez fréquents dans le pays.

Heureusement, d'ailleurs, les sources qui alimentent la ville de Lons-le Saunier sont complètement exemptes de ces terribles principes, et réputées de très-bonne qualité. L'eau qui provient de la colline de Mont-Ciel, marque seulement 13 degrés à l'hydrotimètre, celle de Conliége, 14 degrés et celle de Montaigu 18 degrés. Les dépôts qu'elles forment sont presque exclusivement composés de carbonate calcaire, sansaucun inconvénient pour la santé publique.

Une seule rivière arrose Lons-le-Saunier, c'est

la Vallière : elle prend sa source au pied des monts de Revigny, se grossit de quelques ruisseaux sans importance, parmi lesquels le Solvan et la Sorne, et se jette dans la Seille, l'un des affluents de la Saône. Son bassin dans le Jura est assez étendu. Parfois elle devient un véritable torrent, douée d'une très-grande vitesse, et entraînant une masse de terres limoneuses qui vont fertiliser la plaine. Pendant les chaleurs de l'été, elle est presque complètement à sec ; elle dégage alors des vapeurs méphitiques qui, trop souvent, incommodent la population.

Météorologie.

Le climat d'un pays exerce sur les malades une influence d'autant plus grande qu'ils sont plus étrangers à ce pays. Il semble, de prime abord, que le canton de Lons-le-Saunier n'est pas privilégié à cet égard. Mais il est, en général, bien facile de se garantir contre ses intempéries saisonnières. Notre pays jouit d'un air pur et vif, l'air des montagnes, éminemment propre à régénérer les constitutions délabrées. Voici d'ailleurs le résumé des observations météorologiques faites à Lons-le-Saunier, pendant une période de vingt années, par les professeurs de l'école chrétienne, sous la direction des ingénieurs du service hydraulique.

Barométrie.

L'altitude du point d'observation étant de 266 m. 46 au dessus du niveau de la mer, la hauteur moyenne du baromètre, pendant l'hiver et le printemps, a été de 0 m. 737. Pendant l'été elle s'est élevée à 0 m. 738 ; pendant l'automne

2

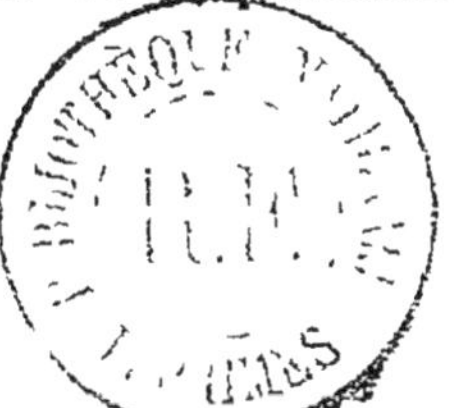

elle a été de 0.739. En général les variations barométriques concordent bien, ici, avec les variations atmosphériques. Les journées d'été et d'automne sont ordinairement belles, et c'est aussi pendant ces saisons que s'observent les hauteurs maxima du baromètre.

Température.

Les indications fournies pendant cette même période de vingt années nous montrent que la température moyenne, pendant l'hiver, a été de +3°,59 (décembre 4, 6, janvier, 3, 11). Pendant le printemps elle s'élève à 10° 4. (mars, 5, 10, avril, 9, 9, mai, 16, 2.) Pendant l'été à 20° 20. (juin, 19, 17, juillet 20, août 20. 9.) et s'abaisse pendant l'automne à 11° 93 (septembre 16, 10, octobre 12, 10 novembre 7, 6.). Cet aperçu nous permet en outre de constater des variations brusques dans la température, notamment dans les mois de mars, avril et mai, où parfois surviennent des oscillations journalières de 15 à 20°. Pendant l'été et l'automne la température est peu variable.

L'hiver véritable ne commence guère, à Lons-le-Saunier, avant les premiers jours de décembre. Parfois, il y est très-rigoureux. On se rappelle l'année 1830 où le thermomètre s'abaissa jusqu'à —17°, l'année 1836 où il marqua — 22° et enfin le 23 décembre 1859 où il atteign —24°.

Il est à remarquer que lors de ces années exceptionnellement froides, il y eut aussi, pendant l'été, quelques journées d'une excessive chaleur. Ainsi, pendant l'été de 1859 le thermomètre atteignit un jour 37° centigrades. La plus haute température s'observe ici entre 2 et 3 heures du soir; les soirées, pendant la bonne saison, sont généralement très-agréables. Il est d'ailleurs facile de se prémunir contre les variations de température qui, pour être rapides, ne présentent cependant pas le caractère de brusquerie si souvent observé sur les hauts plateaux du Jura.

État hygrométrique.

En raison même de sa position, le canton de Lons-le-Saunier est généralement assez humide. Les brouillards qui se forment sur les hauts plateaux se dissipent difficilement au pied des monts. Heureusement, ils ne sont pas très fréquents. Ainsi nos observations signalent en moyenne 22 jours de brouillards par année. A l'époque de leur plus grande grande fréquence, c'est-à dire en automne et au printemps, ils sont souvent accompagnés de fièvres intermittentes, comme pour donner raison à la théorie des effluves marécageux. Il semble qu'alors, la terre humide transpire, en quelque sorte, les germes de la maladie.

Pluies, Vents, Orages.

Dans le canton, les vents dominants nous viennent du Nord (90 jours), du Nord-Est (92 jours) et du Sud (108 jours)

Les premiers s'observent surtout au printemps. Ils sont toujours accompagnés d'un abaissement notable de la température. Ce sont eux qui donnent lieu à ces gelées blanches qui anéantissent en quelques heures toutes les espérances des vignerons et des horticulteurs, et qui sont malheureusement fréquentes vers la fin d'avril et dans le courant de mai.

Les vents sud et sud-ouest, qui règnent surtout en automne, acquièrent parfois une très-grande violence, et sont cause de véritables désastres. Ils concordent souvent avec une légère élévation de température, et sont presque toujours accompagnés de pluie.

La moyenne annuelle de l'eau tombée à Lons-le-Saunier, pendant une période de dix ans, a été de 1 mètre 047, (maximum 1 mètre 401, minimum 0 mètre 74.)

La ville est au pied des premiers plateaux du Jura, ce qui explique cette forte proportion. A Salins, elle est bien plus forte encore, à Dole, qui cependant présente la même altitude, mais beaucoup plus éloignée des montagnes, elle est notamment moindre.

Dans notre canton les mois d'octobre et de novembre sont généralement pluvieux. Les pluies déterminent parfois alors le débordement des petites rivières, qui, d'ailleurs, rentrent assez rapidement dans leur lit.

Quelques orages, parfois accompagnés de grêle, s'observent dans les mois de juin, de juillet, d'août et de septembre. Ils ne sont pas, en général, d'une très-grande intensité et passent ordinairement vite.

La neige ne s'observe pas avant la fin de novembre ; on l'a cependant exceptionnellement vue dans le mois d'octobre, mais alors elle est passagère et ne tient pas à la terre. Il résulte de nos observations qu'en moyenne il a neigé deux fois dans le courant de janvier, deux fois dans le courant de février, trois fois en mars, deux fois en novembre et trois fois en décembre, soit seulement dix-sept jours par an.

Je n'ai fait qu'ébaucher cet important chapitre de la météorologie du canton. Ce que j'ai dit suffit cependant, je pense, pour démontrer que non-seulement notre climat ne saurait être préjudiciable aux malades, mais encore qu'il jouit de propriétés toniques, éminemment propres à activer la régénération des constitutions faibles ou débilitées.

Maladies.

Deux maladies paraissent endémiques dans le canton de Lons-le-Saunier: ce sont le goître et la fièvre intermittente.

D'anciennes statistiques montrent qu'il y avait autrefois, à Lons-le-Saunier, environ sept goîtreux sur mille individus. Mais, depuis quelques années, avec les progrès de l'hygiène, avec les soins apportés à l'alimentation, le goître a certainement diminué de fréquence. Je ne crois pas qu'un seul sujet ait été, cette année, réformé pour ce motif par le conseil de révision dans Lons-le-Saunier. Le canton de Voiteur, à quelques kilomètres à peine, était autrefois encore plus maltraité; on y signalait trente-trois goîtreux sur mille individus. Mais, à Voiteur comme à Lons-le-Saunier, le mal tend visiblement à décroître, et bientôt, j'espère, il ne s'observera plus qu'exceptionnellement. Sans rechercher d'où nous vient positivement le goître, il est cependant intéressant de constater que, dans le Jura, il est d'autant plus fréquent que les marnes irrisées sont plus abondantes, et gîsent plus près de la surface du sol La carte géologique du département détermine positivement son extension dans les diverses communes. Ainsi les villages de Macornay, Messia, Savagnat, Villeneuve, Voiteur et Domblans qui reposent tout entier sur des marnes, sont incontestablement les plus maltraités à cet égard. A Lons-le-Saunier, le fait, peut-être mieux observé, est plus remarquable encore. Le goître en effet paraît confiné dans les quartiers du puits-salé, de Balerne et de l'hôpital, qui tous présentent un sous-sol essentiellement composé de marnes. A la vérité, ces quartiers, plus spécialement entourés de collines, sont aussi les plus pauvres de la ville; et je ne sache pas qu'il y ait jamais eu de goîtreux parmi les personnes aisées qui les habitent. La différence n'en est cependant pas moins manifeste, car, ainsi que me l'a fait souvent remarquer mon père, qui, depuis 50 ans, pratique à Lons-le-Saunier la médecine des indigents, les quartiers de St-Désiré, tout aussi pauvres que les premiers, mais plus éloignés des marnes et moins encaissés, sont aussi moins éprouvés qu'eux.

Les marnes irisées contiennent ordinairement une forte proportion de sulfate de chaux et de magnésie. Il était donc assez rationnel d'attribuer le goître à l'usage d'une eau chargée de ces principes. Evidemment là n'est pas la seule cause du mal : d'une part, en effet, le goître s'observe en France dans bien des endroits où le sol et les eaux ne contiennent ni marne, ni sulfate de chaux. D'autre part combien de familles qui n'ont d'autre boisson qu'une eau très sulfatée, dont les habitations reposent sur des marnes, et qui cependant n'en ont jamais été atteintes.

Un seul exemple à l'appui :

La pauvre ferme de Villeneuve-sous-Pymont, bâtie sur un terrain essentiellement marneux, n'a pour autre boisson qu'une eau fortement chargée de sulfate de chaux ; et cependant, depuis cinquante ans, il n'y a jamais eu un goîtreux parmi ses nombreux habitants (15 à 20 personnes au moins, toutes adonnées aux rudes travaux de la vigne). Mais elle repose sur un côteau où le soleil luit du matin au soir, où l'air circule largement, et n'est pas chargé de cette humidité qui s'observe dans les endroits resserés de notre vallée. Et telles sont je crois les véritables causes de l'innocuité bien constatée dont elle jouit. Le goître d'ailleurs est peut être contagieux, sans baser cette hypothèse sur les épidémies militaires de Neufbrisach, de St-Etienne et autres, il est bien reconnu, dans le canton, que dans une famille, lorsque la maladie atteint l'un des membres, les autres ne tardent pas à être atteints à leur tour. Constatons, en passant, que jamais le goître n'a été contracté par un militaire en garnison à Lons le-Saunier.

Il paraîtra peut-être étrange que, connaissant cette prédominance du goître dans le canton, je dise pourtant aux goîtreux: venez dès le début du mal vous guérir à Lons-le-Saunier. C'est que j'ai constaté, de la manière la plus positive, l'influence résolutive de l'eau du puits-salé sur les engorgements ganglionaires, y compris l'engorgement de la glande thyroïde. Cette influence est bien manifeste parmi les ouvriers de nos salines. Tous habitent les quartiers marneux (Montmorot et Savagnat), sont dans une pauvre position de fortune, et cependant, grâce sans doute à leur genre d'occupation, ne sont jamais atteints du goître. J'y reviendrai d'ailleurs.

Une autre maladie règne également à l'état endémique dans le canton, c'est, ai-je dit, la fièvre intermittente. Faut-il l'attribuer au voisinage des marais de la Bresse? sans doute ; mais notre terrain marneux y contribue bien certainement aussi pour sa part. On ne rencontre pas ici ces cachexies palustres, ces engorgements spléniques qui s'observent si fréquemment en

Bresse ; mais, souvent, une chloro-anémie, une débilitation générale de l'organisme, une apathie physique et morale qui sont évidemment de même nature.

Chose bizarre, et comme si le remède se trouvait à côté du mal, c'est encore aux eaux salines de Lons-le-Saunier, que j'ai recours pour combattre cet état maladif. J'ai fait ici de l'empirisme, mais de l'empirisme rationnel. Les quelques observations qui termineront cette étude me donneront raison, je crois.

Si le canton de Lons-le-Saunier est assez maltraité par la fièvre palustre et par le goître, il est, en revanche, assez privilégié au point de vue des affections épidémiques. Ainsi le choléra qui a décimé certains cantons du département, notamment celui de Dole, où le nombre des morts a été de 622 (soit 57 sur 1000 habitants), a presque respecté Lons-le-Saunier où 30 décès seulement (soit 3 pour 1000) ont été enregistrés.

La fièvre miliaire a fait autrefois de nombreuses victimes. Mon père a rendu compte d'une épidémie qui a décimé les villages avoisinants, mais, depuis longues années déjà, et grâce au progrès de l'hygiène, il n'en est plus question ici.

La fièvre typhoïde s'observe encore bien souvent, et parfois, revêt une très-grande gravité. Elle est aussi justiciable de l'hygiène dont les bienfaits ne sont pas encore assez appréciés.

Le résumé suivant, résultat d'observations faites lors des épidémies qui ont atteint le canton, montrent que la mortalité a été de 16, 19 sur 100 malades atteints de fièvre typhoïde, de 16,8 sur 100 malades atteints de fièvre miliaire, de 21, 6 sur 100 malades atteints de variole confluente, et de 11 3/10 sur 100 malades atteints de fièvre scarlatine.

Il est assez remarquable que ces diverses affections épidémiques, sauf le choléra, ne s'observent généralement pas pendant les grandes chaleurs de l'été, mais bien pendant les saisons humides et froides.

Le registre des décès à Lons-le-Saunier est mal tenu, les causes de mort sont à peine indiquées ; il ne présente donc pas de très grandes garanties.

Le tableau suivant comparatif des décès et des naissances, pendant une période de cinq années, permet cependant, je pense, quelques conclusions approximatives.

Mortalité à Lons-le-Saunier, par mois et par âge, pendant une période de cinq années (1869-1872).

NAISSANCES	Garçons......	669	Moyenne annuelle.	133.8
	Filles.........	572	Id.	114.4
	Total......	1241	Total......	248.2
MORTALITÉ	Sexe masculin	817	Moyenne annuelle.	163.4
	Sexe féminin.	763	Id.	152.6
	Total......	1580	Total......	316.0

Différence au profit des décès 1580 — 1241 = 339
Moyenne annuelle 67.8
dont il faut défalquer la moyenne annuelle des enfants morts-nés 12.6
Reste en réalité 55.2 au profit des décès.

Ainsi, la mortalité moyenne à Lons-le-Saunier, est annuellement de 316 individus. Défalcation faite de la moyenne des enfants morts-nés, 12 6/10, reste 303 4/10.

D'où résulte que la population agglomérée de

la ville étant de 9,500 individus, la mort frappe annuellement 3,2 individus sur 100. Ce qui, bien certainement, n'a pas lieu d'effrayer quiconque s'occupe de statistiques pour les populations agglomérées.

Cependant le nombre des naissances est, à Lons-le-Saunier, notablement inférieur à celui des décès. Ainsi le tableau précédent montre que la mortalité l'emporte annuellement de 55 individus. Les campagnes comblent heureusement ce déficit annuel.

Un autre tableau de la mortalité par mois et par âge permet aussi quelques observations.

Tableau comparatif des naissances et des décès pendan cette même période.

		Janvier	Février	Mars	Avril	Mai	Juin	Juillet	Août	Septembre	Octobre
Sexe masc. de 0 à 20 ans.	Total.....	25	15	11	24	16	19	24	19	15	17
	Moyenne annuelle....	5	3	2.2	4.8	3.2	3.8	4.8	3.8	3	3.4
Sexe fém. de 0 à 20 ans..	Total.....	17	23	11	22	24	21	19	23	12	12
	Moyenne annuelle....	3.4	4.6	2.2	4.4	4.8	4.2	3.8	4.6	2.4	2.4
Sexe masc. de 20 à 100 ans	Total.....	68	50	63	56	68	46	51	37	38	35
	Moyenne annuelle....	13.6	10	12.6	11.2	13.6	9.2	10.2	7.4	7.6	7
Sexe fém. de 20 à 100 ans	Total.....	54	41	57	51	39	38	41	48	32	44
	Moyenne annuelle....	10.8	8.2	11.4	10.2	7.8	7.6	8.2	9.6	6.4	8.8

Total général de la mortalité en cinq ans...... 4579
Moyenne annuelle............. 315.8

Ces chiffres paraissent démontrer : 1° Que la mortalité, depuis la naissance à l'âge de vingt ans, atteint son maximum pendant les mois de janvier février, avril et mai, et son minimum pendant les mois de septembre, octobre et novembre.

2° Que depuis vingt à quatre-vingts ans, la mortalité maximum s'observe dans les mois de janvier, mars et mai, et qu'elle est minimum dans les mois d'août, septembre et octobre.

3° Que les mois de décembre, janvier et mars, paraissent plus particulièrement éprouvés, et que ceux de juin, de septembre et de novembre sont les meilleurs.

Il ressort encore de diverses annotations que les fièvres typhoïdes et les affections inflammatoires ou chroniques de la poitrine, sont, ici, les causes les plus fréquentes de décès. Les angines couenneuses, diphtéritiques ont enlevé plusieurs enfants, mais ne s'observent guère qu'à l'état d'épidémies, heureusement très-rares.

L'effectif de la garnison ayant été, pendant cette même période de cinq années, de 2072 individus, et le nombre des décès do 41, soit 1,097 pour 100, il appert, que la mortalité parmi nos soldats est inférieure, ici, à celle qu'on observe dans la plupart des grands centres militaires. Cela prouve aussi que nos troupes se trouvent, à Lons le-Saunier, dans d'excellentes conditions hygiéniques.

Aux anciennes époques, la ville enfermée dans une enceinte entourée de fossés bourbeux, composée de ruelles étroites et tortueuses, fut fréquemment visitée par la peste. Celle de 1349 décima la population. Il semble, d'après sa description, que cette peste très contagieuse, n'était autre que la petite vérole ; des pustules qui couvraient tout le corps, puis une fièvre ardente qui enlevait rapidement les malades. Tous les jeunes gens en moururent. En 1458, en 1586, en 1629, puis en 1636, cette même peste fit à nouveau de grands ravages. Son apparition en 1629 donna lieu au vœu que prononcèrent pour la ville ses notables habitants.

Depuis cette époque, il ne fut plus question, à Lons le-Saunier, d'aucune véritable épidémie. En 1812 seulement plusieurs personnes qui avaient suivi le procès du célèbre chef de voleurs, Pancrace, furent prises, à la suite de longues séances, dans une chambre encombrée d'auditeurs, et mal aérée, d'une sorte de fièvre putride à laquelle, dit-on, ils succombèrent très-rapidement.

Population. Industrie locale.

La population fixe de Lons-le-Saunier, n'atteint pas dix mille habitants. Cependant, en raison sans doute de sa position géographique, la ville offre toutes les ressources industrielles et commerciales des grandes cités. Le commerce des vins, des fromages, des bestiaux et de tous les produits de la montagne, y est très-actif. Depuis quelques années, plusieurs usines y fonctionnent en pleine prospérité.

Peut être en raison de ses nombreux incendies, la ville est bien bâtie ; les rues, en général, sont droites, larges, et bien aérées. La rue du Commerce, dont les magnifiques arcades semblent rappeler la domination espagnole, et la vaste place où s'élève la statue du général Lecourbe, sont les centres du commerce et le rendez-vous habituel des promeneurs.

La ville possède deux églises paroissiales, toutes deux fort-modestes, mais remplies de pieux souvenirs historiques ; elle possède en outre, un superbe lycée, des écoles normales supérieures pour les garçons et pour les filles, un théâtre, une préfecture, un palais de justice, un vaste hôtel-de-Ville, deux dépôts de mendicité, dont l'un aux frais du département, et le second entretenu par la charité publique ; plusieurs écoles de garçons et de filles, une riche bibliothèque, un beau musée, et surtout un vaste hôpital et deux casernes qui doivent principalement appeler notre attention.

L'hôpital construit de 1734 à 1744, sur le plan de celui de Besançon, se trouve presqu'isolé sur une vaste place ayant vue sur la campagne ; l'aération y est très-active.

Il se compose d'un corps de bâtiment, et de deux ailes formant les trois côtés d'une cour ornée du buste du célèbre Bichat, né à Thoirette, petit village des confins du département. Cette cour, entourée d'un cloître couvert, qui sert de promenoir aux malades, est fermée par une grille en fer forgé, d'un remarquable travail.

Deux additions successives ent été faites au bâtiment principal : la première en 1830 sous le patronage de la duchesse d'Angoulême, la seconde en 1868, dûe aux libéralités d'un habitant de la ville, M. Regard.

Notre hôpital, ainsi agrandi, peut actuellement contenir 116 lits (dont 97 pour les hommes et 19 pour les femmes), un service spécial de maternité, et 2 loges provisoires pour les aliénés et les prisonniers. Trois salles y sont exclusivement affectées au service sanitaire de l'armée. L'une contient 22 lits, la 2e 17, et la 3e, réservée aux affections vénériennes et cutanées, 12 seulement.

Toutes les salles sont vastes, bien aérées, et remplissent les conditions d'une bonne hygiène hospitalière.

L'hôpital contient en outre, trois chambres payantes, dont 2 pour les officiers, une superbe pharmacie, une riche chapelle placée au point de jonction des trois salles principales des hommes des femmes et des militaires, un lavoir couvert, plusieurs fontaines, dont une jaillissante au milieu d'une superbe cuisine, répond à tous les besoins de l'alimentation. Un vaste jardin potager, précédé d'une cour plantée de très-beaux arbres, sert parfois de promenade aux malades privilégiés.

L'hôpital de Lons-le-Saunier est desservi par 14 religieuses de l'ordre de Ste-Marthe. Le nombre des malades en traitement y est, en moyenne, de 45.

En 1872 l'hôpital à reçu 647 malades, dont 368 hommes, 94 femmes, 48 enfants pour la plupart indigents, et 137 militaires. La moyenne des journés de traitement a été de 38 jours pour les malades civils, et de 53 pour les malades militaires. Pour ces derniers l'Etat paye à l'hospice 1 fr. 20 par journée de traitement, soit en moyenne 63 fr. par homme En 1873 la moyenue des journées de traitement pour les militaires, a été de 43 seulement.

Les revenus de l'hôpital peuvent être estimés à 70.000 fr., dont 40.000 provenant de rentes sur l'Etat, propriétés, dons, etc., et 20.000 de remboursement par les malades payants.

Le service médical est assuré par trois médecins de la ville. Il est à regretter que ces médecins, dont la science et le dévouement ne laissent d'ailleurs rien à désirer, soient aussi chargés du service des militaires malades. Cette situation très-préjudiciable aux véritables intérêts de l'armée, l'est davantage encore pour le médecin militaire positivement obligé d'abdiquer les fonctions qui lui incombent naturellement, pour jouer un rôle purement passif, lui faisant perdre la considération et l'autorité auxquelles il a droit, et dont il a journellement besoin.

La caserne actuelle construite sur l'emplacement d'une ancienne caserne de cavalerie, fut commencée en 1843 et terminée en 1847. Elle consiste en un vaste bâtiment long de 99 mètres, large de 16, ayant la forme d'un parallèlogramme avec légères saillies au milieu, et à ses deux extrémités.

L'édifice construit en belle pierre, est percé de 160 ouvertures et contient 77 chambres. Le casernement proprement dit en occupe à peu près les 2/3. Les chambres sont vastes, suffisamment élevées, bien aérées et bien entretenues ; elles peuvent en moyenne loger 20 hommes.

Une infirmerie, malheureusement établie au 3e étage, privée de bains et de latrines, se compose de trois salles affectées au service des malades (fiévreux, blessés, vénériens et convalescents,) d'une salle de visite et d'une chambre qui sert de tisannerie et de logement pour le sous-officier surveillant et les porte-sacs d'ambulance. Elle est fermée par une porte grillée qui s'oppose à toute communication avec les autres chambres de la caserne Elle peut contenir 30 malades.

La caserne est entourée d'une vaste cour dont une partie (la plus grande) affectée aux exercices journaliers, et la seconde au gymnase. Une poudrière, deux puits et une fontaine à pompe, de vastes latrines couvertes, en bordent les côtés. Elle est entourée d'un mur de clôture, dont l'un des côtés, celui de la façade, longe un ruisseau fétide et malsain. Il est véritablement urgent de creuser ce canal, et de le couvrir de larges dalles pour éviter les justes plaintes que font fréquemment entendre nos soldats de faction, notamment pendant l'été.

La petite caserne, ancienne propriété du baron de Grusse, devint propriété de la ville par décret impérial de 1810. Elle contient les magasins de la troupe, les divers ateliers, la manutention et ne saurait être autrement utilisée.

Une caserne de gendarmerie, construite en 1829, se compose de deux corps de bâtiment, avec jardin, cour, pompe à eau, écurie pour 18 chevaux, etc., cette caserne est très-bien installée et répond à tous les besoins de la brigade du Jura.

La ville utilise actuellement tous ses bâtiments publics Je suis cependant persuadé que son conseil municipal sera très-disposé à voter une forte allocation pour l'hospitalisation, dans un bâtiment spécial, des militaires qui lui seraient envoyés pour faire usage des eaux minérales du puits-salé.

La ville est desservie par 10 fontaines, et par 12 ou 15 bornes-fontaines.

En général les habitations sont saines et proprement tenues ; plusieurs cependant s'ouvrent sur des cours fermées et infectées par toute sorte d'ordures. Certaines rues ont encore le triste privilége d'être bâties sur un canal qui sert de receptacte à toutes les déjections. Ce canal, parfois à découvert, notamment dans la ruelle du moulin, laisse échapper des émanations d'une extrême fétidité. Il est véritablement urgent d'apporter à cet état de choses des modifications sérieuses.

Les villages avoisinants sont assez bien tenus; cependant on y rencontre encore un grand nombre de maisons basses, sordides encombrées des instruments de l'agriculture et du ménage, à peine percées, en dehors de la porte, d'une étroite ouverture rigoureusement fermée par une fenêtre qui permet, à grand'peine, l'accès de la lumière, mais s'oppose rigoureusement à la circulation de l'air. Les étables sont séparées de l'habitation par une simple cloison de planches; le fumier, le purin, toutes les ordures de la maison y pourrissent longtemps, perdant ainsi une partie de leurs principes azotés, et répandant d'infectes émanations. Les habitants de ces tristes réduits paraissent ignorer les principes les plus élémentaires de l'hygiène. En faut-il donc davantage pour expliquer chez eux, la fréquence du goître, de la fièvre typhoïde et de toutes les fièvres éruptives?

Cependant l'habitant de nos vignobles jouit, en général, d'une robuste santé qui se traduit au dehors par la belle coloration de son teint, l'expression fine, souvent railleuse de sa physionomie, et la force de sa musculature. Le grand air qu'il respire aux champs, répare les effets désastreux de son séjour dans son habitation.

CHAPITRE II.

Source du puits-salé.

La source du puits-salé affleure au nord-est de la ville, au fond d'un entonnoir de neuf mètres de profondeur environ. Aux époques Gauloise et Romaine, elle servait presque exclusivement à la fabrication du sel et des viandes salées qui se consommaient dans le pays. Il suffit, pour avoir une une idée de son importance, de constater l'énorme quantité de cendres qui se rencontrent dans ses environs, et qui proviennent des bois brûlés pour obtenir la concentration de l'eau et le dépôt du sel.

Ces cendres déposées jusqu'à la distance de 3 ou 400 mètres autour de la source, se présentent sous forme d'une terre noire, tachant les doigts, et criant comme du charbon. Elles sont tassées sur une couche d'autant plus épaisse qu'on se rapproche davantage de la source, en moyenne 4 ou 5 mètres de profondeur. On y découvre parfois des briques, des poteries, des médailles, quelques ustensiles de cuisine profondément détériorés par leur action corrosive. Elles sont aujourd'hui un important revenu pour les propriétaires du terrain sur lequel elles se rencontrent. Très-riches en phosphate de chaux, elles constituent, en effet, le meilleur engrais pour les terres argileuses de la Bresse.

A des époques périodiques plus ou moins éloignées on a remarqué dans les environs du puits-salé, des effondrements qui, toujours, ont très-vivement impressionné la population avoisinante.

En voici, d'après un rapport d'un ancien ingénieur du département, un court aperçu.

« Le 21 septembre 1792, il s'est ouvert dans la rue des Dames un gouffre de 18 mètres de diamètre environ. et dans lequel a disparu, en quelques heures, une vaste maison solidement construite en pierre de taille. Le 23 septembre, un second gouffre de 7 mètres 80 de diamètre et 6 mètres 50 de profondeur, s'est ouvert à quelque distance, et sur une ligne joignant directement le premier éboulement au centre du puits-salé. Pendant cet événement, on a remarqué que l'eau du puits-salé s'est très-sensiblement troublée, qu'elle a perdu une partie de sa salure, et que son niveau, malgré l'énergique fonctionnement des six corps de pompes chargés de l'envoyer à la saline de Montmorot, s'est subitement élevé de près de deux pieds, pour rentrer dans son lit habituel une heure à peine après l'évènement. De son côté, l'eau contenue dans les deux gouffres parut, en dehors de l'odeur fortement sulfureuse qu'elle répandait, au même degré que l'eau douce qui alimente les fontaines de la ville. »

Cet événement qui s'était présenté à plusieurs reprises déjà et qui se reproduisit depuis lors en 1814, en 1836, en 1841 et en 1848, fut constamment observé aux mêmes points, et donna lieu aux mêmes phénomènes dans la source du puits-salé, établissant ainsi, d'une manière très-probante, la correspondance entre les gouffres et la source salée. Comment expliquer ces effondrements. Plusieurs hypothèses furent établies ; je reproduirai seulement la plus récente. Elle est basée sur la constitution géologique du sol et paraît très rationnelle.

La couche de sel gemme dont la présence a

été constatée à Montmorot, se rencontre, dit l'auteur, sur une très grande étendue de terrain. Elle est recouverte, sur une épaisseur moyenne de 130 mètres, de marnes variées qui, d'abord horizontalement déposées, ont été ensuite obliquement soulevées, probablement à l'époque de l'apparition des chaînes du Jura. Dans ce soulèvement ces couches inégalement remuées ont été brisées, séparées par des fissures ou failles, dont la présence est nettement constatée aux environs de Lons-le-Saunier, et notamment sous Pymont et sous Montaigu. Or le banc de sel gemme compris dans l'une de ces failles, celle de Pymont, a été soulevé en même temps que les autres portions du terrain, et se trouve à un niveau d'autant plus élevé qu'il se rapproche davantage du puits-salé.

Les failles sont les réservoirs et conduits naturels des eaux; il en résulte que l'eau qui tombe sur la côte de Pymont, suit les inclinaisons de sa faille, arrive jusqu'à la couche de sel gemme, s'en imprègne et vient affleurer, en même temps que celle de la faille sous Montaigu, précisément au point où, grâce à quelque cassure transversale, surgit l'eau salée. Mais ces eaux dissolvant le sel gemme et tous les sels solubles qu'elles rencontrent sur leur passage, occasionnent d'immenses cavités dans lesquelles, à un moment donné, presque périodique, disparaissent en quelques instants, avec tout ce qu'elles supportent, les terres de soutènement qui ont résisté à la dissolution.

Telle est cette hypothèse. Elle est rationnelle :

En effet la source salée fournit naturellement 1.250 hectolitres d'eau en 24 heures, et l'extraction peut en être quadruplée à l'aide des pompes (1). D'autre part le calcul conduit à admettre que cette eau peut annuellement dissoudre une masse de sels divers, formant une cavité de 50 mètres cubes, qui donne une suffisante explication des éboulements.

La cavité se remplit en partie au moment de l'effondrement, mais l'eau continue son travail de dissolution, forme de nouvelles cavités, et les terres de soutènement s'effondrent à nouveau, entraînant avec elles tout ce qu'elles portent.

La minéralisation de l'eau du puits-salé était autrefois si forte qu'il paraissait inutile d'obtenir une concentration préalable pour procéder directement, par le feu, à l'extraction du sel. Plus tard, paraît-il, la minéralisation devint moins forte. Alors on conduisit les eaux sur des bâtiments de graduation afin d'obtenir, par l'évaporation à l'air libre, un degré aréométrique (15 à 16°) suffisant pour les traiter avantageusement par le feu. Ce procédé lui-même n'est plus en usage, et depuis quelques années, la source du puits-salé, abandonnée complètement pour la fabrication du sel, n'est plus utilisée qu'au point de vue thérapeutique.

Les salines de Lons-le-Saunier sont néanmoins, de toutes les salines de l'Est, celles qui fournissent la plus grande quantité de sel, soit en moyenne 150.000 quintaux (Salins et Arc, fournissent à peine 60.000 quintaux et Grozon 30.000).

« Aujourd'hui, dit M. Buquet (2), la fabrication du sel dans l'Est, est une véritable industrie;

(1) 10 pompes marchant jour et nuit, donnant quatre coups par minutes et 12 litres environ par coup soit 6.912 hecto litres par 24 heures, ont fonctionné pendant 15 jours, sans qu'il ait été possible d'épuiser l'eau qui restait toujours a une hauteur moyenne de 50 centimètres.

(2) Directeur général des salines de l'Est.

on ne peut plus se contenter des eaux provenant des sources naturelles, qui ne titraient que 12 à 16°, et produisaient à peine pour 1 mètre cube, 110 à 190 kilogrammes de sel. On va donc chercher les couches salifères à deux cents mètres de profondeur, en moyenne, et, à l'aide de pompes élévatoires, on amène à la surface, les eaux qui se sont saturées au contact du sel même.

Ces eaux sont très chargées de sels étrangers et déliquescents, qui doivent nécessairement en être séparés si l'on veut obtenir un sel marchand, aussi pur que possible. A cet effet, on les soumet dans de grands réservoirs, à certaines manipulations qui les en débarrassent presque en totalité, sinon complètement.

De là, l'eau salée purifiée est amenée dans une série de récipients en tôle de fer, appelés poëles, dans lesquels elle subit l'opération du schlottage, c'est-à-dire, la séparation des sels moins solubles, qui se précipitent d'abord, puis laissent déposer le sel en cristaux de différentes grosseurs, suivant que l'opération du salinage (1) est conduite de telle ou telle façon.

Les poëles sont chauffés à la houille. Le sel pêché dans les chaudières, est abandonné à un égouttage naturel, puis séché à l'air chaud ou à la vapeur, et enfin déposé dans des magasins soigneusement clos.

A des époques périodiques et limitées suivant les conditions que doit remplir le sel, les poëles sont vidés des eaux qu'ils contiennent encore et qui ont déjà fourni leur sel (chlorure de sodium). Ces eaux, *dites eaux mères*, sont très-riches en sels étrangers. Leur présence prolongée dans

(1) C'est-à-dire selon l'intensité du feu et l'agitation de l'eau.

les chaudières d'évaporation aurait pour résultat de produire un sel impur, déliquescent, se séchant par conséquent difficilement, et doué d'une très-grande amertume dûe à la présence des sels magnésiens.

La vidange de ces eaux est une grande perte pour la fabrication, tant en raison de la chaleur qu'elles emportent avec elles, qu'à cause du refroidissement des appareils qui en est la conséquence ; mais c'est une condition indispensable pour la fabrication de bons produits. » Ce sont ces eaux mères, si préjudiciables aux intérêts de la fabrication, qui, jouissent de propriétés thérapeutiques véritablement inappréciables. Celles de Lons-le-Saunier pèsent en moyenne de 28 à 29, à l'aréomètre, mais, par suite d'un singulier traité passé avec l'établissement de Salins, et dont j'aurai occasion de reparler, elles nous sont refusées comme moyen thérapeutique, et ne servent qu'à la fabrication de sulfate de soude et de chlorure de potassium.

Il importe en passant, de constater combien, en général est florissante la santé des ouvriers qui travaillent aux salines. « Je ne sache pas, me disait dernièrement encore M. Buquet, qu'il y ait un seul de nos ouvriers (en moyenne 160 à 200) qui soit atteint d'aucune maladie chronique, et cependant, plusieurs ont dépassé les soixante ans. »

J'ai dit que l'eau du puits-salé n'a plus aujourd'hui d'autre importance que ses vertus médicales. Tout porte à croire, d'ailleurs, qu'elle était, à ce titre, déjà bien appréciée des anciens. Des fouilles récentes ont en effet mis à jour les restes d'un établissement de bains romains. Peut être même l'excès de leur emploi sous les romains, n'a pas peu contribué, au grand détriment de la santé publique, à les faire presque complètement proscrire sous le moyen âge. Mais aujourd'hui la réaction est faite, et, je n'en doute pas, chaque année verra s'augmenter leur vogue.

De nos jours, ce fut en 1849 seulement que l'administration des salines eut l'heureuse idée de les utiliser au point de vue thérapeutique. Elle fit construire au milieu d'un vaste jardin, un bâtiment contenant vingt-huit cabinets de bains, dont un, exclusivement affecté aux indigents, et un cabinet de douches. Cet établissement primitif a subi, depuis trois ans, quelques sérieuses améliorations. Déjà, les malades y viennent en grand nombre, grâce surtout à l'heureuse initiative d'un médecin polonais M. Wasserzug. Et plusieurs déclarent avoir obtenu de la médication saline qu'ils y ont suivie la guérison de maladies chroniques qui jusqu'alors avaient été jugées incurables.

Voici d'ailleurs leur composition chimique :

Un litre d'eau contient :

Chlorure de sodium	10.326
Chlorure de magnésium	1.311
Chlorure de calcium	0.701
Carbonate de chaux	1.045
Carbonate de magnésie	0.358
Carbonate de fer	0.210
Sulfate de chaux	1.406
Silice	0.516
Acide carbonique	2.433
Bromure de sodium Fortes traces	
Hydrogène sulfuré : dégagement manifeste à la source.	
Total	18.362

Des eaux si fortement chargées en principes minéralisateurs, doivent nécessairement jouir d'énergiques propriétés thérapeutiques. Je ne crains donc pas de dire, qu'elles sont destinées à prendre l'un des premiers rangs parmi les eaux minérales de la France. Elles sont, en effet, non-seulement chloro-sodées, mais elles contiennent encore de la manière la plus évidente, des sels de brôme, à l'état de brômure de sodium et de potassium, que l'analyse chimique n'a pu doser, en raison sans doute de l'imperfection de nos instruments, mais que tous les procédés s'accordent également à démontrer. Elles contiennent en outre des sulfures ou sulfydhrates dûs au gisement de fer sulfuré qu'elles rencontrent sur leur passage, ou, plus probablement, à la transformation en sulfure de calcium, sous l'influence des matières organiques, du sulfate de chaux qui se trouve dans notre terrain, Ce sulfure de calcium se transforme lui-même, au contact de l'humidité et de l'air, en hydrogène sulfuré, dont l'odeur est manifeste à la source, et en soufre qui se dépose. On remarque aussi, dans tous les conduits de la source, une assez forte proportion de matière glaireuse, en filaments d'un blanc jaunâtre, et qui paraît avoir la plus grande analogie avec la barégime signalée dans toutes les eaux sulfureuses.

Propriétés physiques.

L'eau du puits-salé est limpide, elle répand à l'air une odeur sulfhydrique très-prononcée. Sa densité est de 1,014, son degré d'ébullition ne paraît pas dépasser 100°, sa réaction est légèrement acide, elle donne par l'évaporation d'un litre, 20 grammes de résidus salins, sa température était, lors de nos expériences, 15° centigrades (la température de l'air ambiant étant de 27° centigrades); elle paraît ne jamais varier même par les plus grands froids. Elle laisse déposer dans ses conduits des filaments organisés, gluants au toucher, d'une couleur blanc-jaunâtre, et sans odeur appréciable. Elle ne se trouble jamais, même à la suite des plus grandes pluies ; son débit naturel est de 1250 hectolitres par 24 heures, ce débit pouvant être facilement quadruplé par le fonctionnement des pompes.

Sa saveur est salée, légèrement amère, sans acreté, mais laissant à l'arrière-gorge une sensation d'ardeur plus ou moins persistante.

La source est captée au fond d'un puits de 15 mètres environ de profondeur, sur 4 mètres carrés de surface. Ce puits, dont la construction est très-ancienne, est latéralement garni de plateaux de chênes d'une épaisseur moyenne de 0 m. 15 cent. et maintenus par d'énormes madriers 0 m. 40 à 0 m. 50 d'épaisseur) disposés transversalement à des intervalles de 0 m. 50 en moyenne.

L'eau qui surgit au fond de cet entonnoir, était, disent les chroniques, autrefois très-salée. Elle a perdu depuis longtemps déjà une partie de son degré de concentration. La légende raconte que cette perte provient de son mélange avec l'eau d'une source d'eau douce, laquelle surgit également au fond du puits, et qui était autrefois maintenue à l'aide d'une forte maçonnerie recouverte d'une large pierre portant l'inscription suivante :

SE REPENTIRA QUI ME DÉRANGERA.

Cette pierre, ajoute la légende, ayant été malencontreusement dérangée, il surgit immédiatement une telle quantité d'eau douce, que les ouvriers durent cesser tout travail, et se retirer avant d'avoir pu réparer le mal qu'ils venaient de faire. Je ne sais ce que vaut cette histoire, toujours est-il qu'elle est d'accord avec les comptes rendus des travaux exécutés jadis, pour empêcher le mélange de la source salée avec deux sources d'eau douce qui surgissaient alentour. L'une de ces sources captée à 3 mètres à peine du puits salé, sert encore aujourd'hui aux besoins journaliers de la maison, l'autre a été perdue et paraît véritablement mélanger son eau avec l'eau du puits salé

D'ailleurs, depuis un temps immémorial déjà, la source salée ne paraît plus avoir varié, son débit est toujours resté le même, et son degré aréométrique n'a pas changé.

Il est certainement bien suffisant pour les usages actuels.

Mode d'Administration.

Les eaux salées de Lons-le-Saunier peuvent être utilisées sous forme de bains chauds ou de piscine, de douches variées, d'inhalations pulmonaires, d'ingestion stomacale, d'injections ou d'applications topiques. Le plus souvent elles doivent être administrées, en même temps, sous plusieurs de ces formes. J'ai dit qu'un établissement bien imparfait encore réunit cependant les ressources indispensables à ces divers modes de modification. Chaque cabinet contient une ou deux baignoires émaillées, recevant directement l'eau de la source, amenée chaude ou froide, par deux robinets distincts.

La salle de douches ne possède encore qu'un simple appareil (douches percutantes en lame ou en arrosoir), suffisant cependant pour apprécier l'utilité des eaux administrées sous cette forme.

Enfin une très-vaste piscine de natation, actuellement alimentée par le cours d'eau douce qui servait autrefois à mouvoir une roue hydraulique chargée de faire manœuvrer six corps de pompes, peut également recevoir les eaux de la source salée, et offrir ainsi les principaux avantages des bains de mer.

Puisque j'ai dû parler de ce cours d'eau douce qui est la propriété exclusive de l'établissement, et dont le débit remplit en moins d'une heure, une immense piscine ; je ne saurais omettre de signaler, en passant, quelle importance il pourrait avoir pour la facile alimentation d'appareils hydrotérapiques simples.

Je reviens aux bains salés.

J'ai fait usage pour toutes mes expériences, de l'eau élevée à une température de 28° centigrades. En moyenne les bains n'ont pas dépassé une 1/2 heure de durée ; parfois, cependant, j'y ai maintenu certains sujets pendant 1 heure, sans observer que les effets produits aient été plus intenses. L'action varie d'ailleurs suivant l'individualité. Chez les personnes délicates, à peau fine, elle est en général très-prononcée. Je n'ai pas constaté de changement appréciable dans la température, ni dans la circulation générale, mais presque tous les sujets ont accusé une sensation de chaleur, et parfois même des picotements à la peau, persistant pendant une partie de la journée. Chez quelques lymphatiques, j'ai parfois observé une éruption passagère, analogue à l'urticaire Je n'ai pas à discuter ici la question d'absorption cutanée, je constate, cependant, que certains individus, soumis seulement à l'action des bains, ont accusé des envies plus fréquentes d'uriner ; plusieurs m'ont fait remarquer que les urines émises trois ou quatre heures après le bain, étaient plus limpides, et, disaient ils, plus abondantes que les jours précédents.

J'ai remarqué, bien souvent aussi, que la peau chez les personnes faisant depuis quelque temps usage des bains chauds, devient souple, visqueuse et conserve un certain degré d'humidité.

Action des Douches.

Les douches, et notamment les douches chaudes, m'ont paru produire des effets plus prononcés encore. Parfois le pouls a été plus fréquent de 5 à 10 pulsations, sans modification sensible de la température. La respiration d'abord plus fréquente, en raison de l'impression subite de la douche, a repris bien vite son rythme habituel. L'action sur la peau m'a paru très-prononcée. Quelques sujets ont été couverts, notamment sur les points frappés par la douche, d'éruptions papuliformes, qui parfois ont persisté pendant un et même deux jours Deux ou trois lympathiques ont eu de petits accès de fièvre analogue à la fièvre éphémère qui s'observe au début du traitement dans quelques stations thermales. Presque tous ont accusé, au moins pendant les premiers jours, une véritable fatigue musculaire. J'ai moi-même éprouvé cette fatigue que je ne saurais mieux comparer qu'à la courbature, résultat d'une première course à cheval. Quelques uns, d'un tempérament nerveux-sanguin, ont accusé de la céphalalgie ; deux ou trois même ont été pris de légères épistaxis, et j'ai dû, pour eux, renoncer rapidement à ce genre de mécication. Mon père m'avait d'ailleurs signalé les dangers de l'emploi des eaux salées de Lons le-Saunier chez les individus sanguins. Il me rappelait entr'autres le fait d'un curé de St-Eustache, lequel étant venu se traiter d'une affection cutanée, succomba à une congestion cérébrale, quelques jours à peine après le début de la médication.

Souvent, et notamment dans certaines formes de rhumatisme avec engorgement périarticulaire, j'ai fait élever la température jusqu'à 40 et même 45°. La douche, en pareil cas, ne doit pas être prolongée plus de deux minutes, car toujours alors elle produit sur la peau, des rougeurs ou des éruptions qui varient d'ailleurs d'intensité, selon les individualités.

Souvent j'ai fait usage, pour certaines personnes faibles ou anémiées, de la douche froide en arrosoir ; je lui attribue des vertus toniques très prononcées.

L'établissement de Lons-le-Saunier ne possède pas les éléments nécessaires à l'administration de douches rectales, vaginales, ou autres ; il n'y a non plus, aucune salle d'inhalation pulmonaire. Ce sont autant de nécessités auxquelles il importe de songer, en vue de l'avenir.

Usage interne.

L'eau chloro-sodée ferrugineuse de Lons-le-Saunier est parfaitement limpide, elle répand à la source, une odeur sulfhydrique très-prononcée. Sa saveur salée, légèrement amère, n'inspire cependant aucune répugnance, et j'ai vu tous les sujets qui en ont fait usage, la prendre sans aucun dégoût. Habituellement je n'ai pas dépassé un verre (30 centilitres), mais souvent la dose a été portée à deux et quatre verres, sans autre inconvénient qu'une légère purgation au début. Pendant 15 jours consécutifs, je me suis moi-même soumis à cette épreuve ; j'ai pris chaque matin, à jeun, un grand verre d'eau directement puisé à la source. Le premier jour seulement, j'ai obtenu un très-léger effet purgatif ; puis la tolérance s'est parfaitement établie, j'ai constaté alors une notable augmentation de mon appétit, une certaine surexcitation nerveuse qui me faisait rechercher le mouvement et les longues promenades ; puis aussi, sans doute comme effet consécutif, un besoin plus impérieux d'un sommeil réparateur. Pendant les deux ou 3 heures qui suivaient l'ingestion, j'ai parfois éprouvé à la gorge quelques légers picotements, puis une certaine constriction m'obligeant fréquemment à avaler ma salive. Pendant ce même laps de temps, mon pouls qui bat habituellement soixante cinq pulsations m'a paru légérement accéléré, ma température prise dans la bouche, n'a jamais sensiblement varié. Mes urines habituellement neutres sont toujours restées ce qu'elles étaient avant l'expérimentation.

Presque tous les sujets soumis à mon observation m'ont signalé les mêmes effets.

Plusieurs, ai-je dit, ont journellement poussé l'ingestion jusqu'à 3 ou 4 verres (un litre environ), et toujours, après un effet purgatif momentané, la tolérance a été parfaite. Parfois l'ingestion a donné lieu à quelques renvois nidoreux, évidemment dus au dégagement d'acide sulfhydrique.

Prise un instant avant les repas, l'eau du puits-salé m'a paru surexciter les fonctions de l'estomac et faciliter les digestions.

Chez plusieurs sujets, j'ai remarqué que les urines parfois très épaisses avant la médication, se sont modifiées rapidement, elles étaient alors neutres, et ne contenaient plus de dépôts muqueux ou sédimentaires.

La plupart de mes malades ont éprouvé, comme moi, un impérieux besoin de mouvement et de sommeil. Plusieurs, et notamment ceux qui faisaient usage des douches et des bains ont accusé, au début, une certaine fatigue musculaire; mais, toujours cet état de fatigue a disparu après trois ou quatre jours, pour faire place à une véritable sensation de bien-être général.

Autant que possible, l'eau de Lons le-Saunier doit être administrée pure ; tous les mélanges, quelsqu'ils soient, me paraissent devoir amoindrir ses propriétés thérapeutiques. Je pense qu'elle peut être conservée en bouteille, et être ainsi utilisée au loin. Cependant, elle perd alors très rapidement son odeur sulfurée, et peut-être ainsi, une partie de son action.

CHAPITRE III.

Des eaux salées de Lons-le-Saunier, comparées aux eaux de mer, et aux eaux de Salins.

Aperçu général.

L'usage des bains de mer est de toute antiquité; les anciens en faisaient l'unique panacée des affections chroniques, et les modernes les considèrent, à juste titre, comme étant un remède à bien des maux. Ceci suffit largement pour démontrer leur utilité. Je ne cherche donc pas à contester leur importance, mais seulement à établir comparativement les effets des eaux de nos sources salées, et à faire ressortir leurs avantages.

L'eau de mer, incolore et limpide en petite quantité, paraît d'un bleu verdâtre quand elle est vue en masse. Sa saveur âcre, saumâtre et salée, varie quelque peu selon les parages. Sa température oscille entre 14 et 20 degrés ; elle peut cependant s'élever sur les plages bien exposées.

D'après Gay-Lussac, sa densité est de 1,029 ; sa compositiou chimique varie beaucoup, certaines analyses portent à 40 grammes par litre la quantité de sels divers contenus dans l'eau de la Méditerranée.

Voici sa composition comparée à celle de notre source salée.

Eau de la Méditerranée.		*Eau de Lons-le-Saunier,*	
Chlorure sodium..	30 g. 182	Chlorure de sodium	10 g. 326
Sulfate de chaux..	1 392	Sulfate de chaux....	1 406
Sulf. de magnesie.	2 541	Id. de soude....	0 056
Chlor. de magnésie.	3 302	Chlorure de magnésie..	1 311
id. de potasse..	0 518	Id. de chaux (moyenne)	0 701
Brômure de sodium	0 570	Brom. de sodium, fortes traces.	
Carbonate de chaux	0 118	Carb. de chaux (moyenne)	1 045
Oxyde de fer......	0 003	Carb. de fer (moyenne).	0 210

Ainsi, le chlorure de potasse contenu dans l'eau de la mer est remplacé à Lons-le-Saunier par 0 gr. 701 de chlorure de chaux, et la très-petite proportion d'oxyde de fer, par une proportion beaucoup plus forte, 0,210 de carbonate ferreux.

Notre eau, contient en outre 2 gr. 43 d'acide carbonique libre. Enfin elle laisse déposer des filaments glaireux que j'ai déjà comparés à la barégine, et qui, peut-être, ne sont pas sans analogie avec le principe azoté, abondant surtout près des plages, que Bory de St-Vincent a décrit sous le nom de mucosités de la mer,

Le premier effet d'un bain de mer froid, est une dépense du calorique, à laquelle succède rapidement un afflux du sang vers les capillaires, et une excitation manifeste des fonctions de la peau. En un mot, l'économie renouvelle sa chaleur, en exerçant sur l'innervation une influence immédiate qui surexcite la circulation et la respiration, et active le mouvement de désassimilation et d'assimilation.

Le premier principe du bain de mer est donc la réaction, sans laquelle, au lieu d'être utile, il devient nuisible,

Pendant mon séjour à Antibes et à Quélern, où j'étais chargé du service médical des détenus de la Commune, j'ai fait un usage peut-être abusif des bains de mer. Pendant les quatre ou cinq premiers jours de la saison, et aussi bien dans l'Océan que dans la Méditerranée, j'ai éprouvé une véritable fatigue, une exagération de l'appétit, une forte tendance au sommeil, des picotements et des démangeaisons à la peau, et deux ou trois fois, une céphalalgie intense. Ces effets immédiats m'ont paru plus sensibles encore chez quelques-uns des hommes que j'observais ; chez d'autres, au contraire, ils se remarquaient à peine. Bientôt, du reste, ces phénomènes initiaux ont disparu pour faire place à un véritable état de bien-être, toutes les fonctions, circulatoire, respiratoire, digestive et autres, s'exécutant avec une parfaite régularité. Toutefois, chez quelques rares personnes, éminemment impressionnables, les bains de mer ont occasionné une véritable surexcitation nerveuse qui parfois a obligé de cesser leur emploi. Cette surexcitation n'a jamais été aussi forte à Lons-le-Saunier. J'ai eu occasion déjà de signaler la fièvre éphémère survenue à la suite des bains de Lons le-Saunier; mais elle n'est pas comparable à la surexcitation qui s'observe chez certains individus à la suite des bains de mer. A Lons-le-Saunier, comme à la mer, j'ai remarqué parfois des éruptions passagères à la peau, une sorte d'urticaire ; enfin j'ai constaté que les tempéraments sanguins, sont une contre-indication formelle à l'usage des uns et des autres.

Les effets véritablement remarquables des bains de mer, sont les modifications qu'ils font subir, dans un temps variable, aux engorgements ganglionaires, et aux trajets fistuleux provenant d'os nécrosés. Eh bien! à Lons-le-Saunier, j'ai obtenu les mêmes résultats. Dès le huitième bain, j'ai vu le gonflement inflammatoire diminuer, c'était le prélude de la regression des tumeurs ganglionaires A Quélern, je me rappelle que parmi les détenus, se trouvaient quelques sujets pour lesquels j'obtins l'usage des bains de l'Océan. L'un d'eux, entr'autres, un nommé Curty, était horriblement abîmé par des trajets fistuleux provenant d'engorgements sous axillaires. J'obtins pour lui 3 bains par semaine, et lui fis journellement pratiquer des injections tièdes avec le même liquide. Bientôt survint une véritable transformation dans son état. D'abord la suppuration augmenta, ce fut l'affaire de trois jours, puis elle s'épaissit, diminua graduellement, et finit presque par se tarir.

Bref, j'avais obtenu, après deux mois de traitement, une telle amélioration que ce malheureux, se prétendit guéri, et voulut suivre ses camarades en Nouvelle-Calédonie.

L'usage des bains de mer, chez un grand nombre de déportés qui se trouvaient, lors de leur incarcération, dans un état de santé déplorable, produisit malgré les tristes conditions hygiéniques de leur séjour au réduit de Quélern, des modifications tellement favorables, que je ne saurais véritablement trop apprécier leurs avantages. Mais ces modifications sont tout aussi manifestes après l'usage des bains de Lons-le-Saunier, et je ne crois pas que la comparaison puisse, en quoi que ce soit, être préjudiciable à ces derniers.

Au bout d'un certain temps, les bains de mer, au lieu de produire un effet tonique, amènent au contraire une sorte de débilitation. Il importe alors d'en cesser ou du moins d'en interrompre l'usage. A Lons-le-Saunier, il m'a semblé que la saison peut-être soutenue plus longtemps. Plusieurs de mes malades ont pris vingt-cinq à trente bains ; quelques uns même, atteints d'affections spéciales, en ont pris un plus grand nombre, sans en éprouver aucun inconvénient.

Au résumé, il m'a paru que les eaux salées de Lons-le-Saunier, comme les eaux de la mer, surexcitent la circulation lymphatique, transforment en quelque sorte la nutrition des ganglions, et amènent leur rénovation regressive.

Nos bains me paraissent avoir, sur les bains de mer, et sans doute en raison de l'élévation factice de leur température, l'avantage de surexciter l'absorption cutanée. Les stations maritimes, à leur tour, jouissent des avantages de l'athmosphère marine qu'il nous est bien difficile de suppléer ici.

J'ai eu occasion d'observer les bons effets de l'eau de mer employée comme topique. Je dois constater que celles de Lons-le-Saunier, employées de cette façon, m'ont rendu des services tout aussi remarquables.

Les eaux de Lons-le-Saunier, ont enfin sur les eaux de la mer, l'immense avantage de l'absorption stomacale. Il n'est pas d'organisme qui puisse tolérer l'eau de mer, car si, par exception, elle n'occasionne pas d'horribles vomissements, elle détermine, toujours, même à très-petites doses, un effet purgatif qui jette bien vite dans un profond état de débilitation. L'eau du puit-salé est au contraire parfaitement supportée. Elle rend ainsi d'immenses services ; personne n'hésitera donc à reconnaître, au moins à ce point de vue, la supériorité de notre station minérale, sur les stations maritimes.

Je ne veux pas ici traiter la question économique, d'autres plus autorisés que moi en matière d'administration, n'auront pas grandes difficultés à démontrer qu'une station militaire aux bains de Lons-le-Saunier, dégréverait le budget d'une forte partie des dépenses qu'il s'impose chaque année pour l'envoi de nos soldats aux bains de mer.

Des bains de Salins et de Lons-le-Saunier.

Mais, à quelques kilomètres de Lons-le-Saunier, existe un vaste établissement qui paraît, de premier abord, répondre à tous les désidérata Je veux parler des bains de Salins, fondés en 1854, par M. de Grimaldi, alors directeur général des Salines de l'Est.

La valeur thérapeutique des eaux bromo-chloro-sodées de Salins, est aujourd'hui si bien établie que j'aurais certes fort à faire. et surtout bien mauvaise grâce, à vouloir la discuter. Ceci ne veut pas dire cependant que l'action des eaux de Lons-le-Saunier, soit moins efficace. Leur composition chimique, notamment depuis le forage, à Salins, de plusieurs trous de soude, présente d'ailleurs une grande analogie.

Les bancs de sel qui les alimentent sont exactement les mêmes, ils appartiennent à la même formation géologique. Toutefois, à Lons-le-Saunier, les bancs de sel disséminés sur une profondenr de 250 m. sont au nombre de 14, et mesurent une épaisseur totale de 82 mètres, (le premier banc se trouvant à 133 mètres et occupant à lui seul une épaisseur de 18 mètres), alors que les sondages exécutés à Salins, ont rencontré le sel à 241 mètres seulement, sur une épaisseur totale de 27 mètres, et le banc principal ne dépassant pas 7 mètres.

Mais la source exploitée à Salins a l'immense inconvénient d'une variation très-fréquente dans la composition de ses eaux. Ce fait constaté par tous les médecins, comme par tous les malades, est un grave inconvénient pour la médication interne, les effets obtenus variant nécessairement avec la nature du liquide incorporé.

A Lons-le-Saunier, la composition ne varie jamais ; les analyses faites à diverses époques, signalent toujours la même quantité de sels composants. Il y a quelques jours à peine, étant assisté de M. Lamy, pharmacien de 1re classe, j'ai fait évaporer au bain-marie un litre du liquide, et le résidu que j'ai obtenu est identique, défalcation faite de l'humidité, au poids total des sels divers trouvés par les chimistes. Aussi les effets produits par une même dose du liquide, et chez des personnes de même constitution, sont constamment les mêmes.

Les eaux de Salins contiennent, dit-on, une proportion plus forte de brômure de potassium, je l'admets volontiers, bien que les analyses quantitatives du sel, soient très-délicates, et facilement sujettes à erreur. Est-ce là d'ailleurs, leur véritable principe actif ? incontestablement non. Avant le forage des trous de sonde, un litre d'eau de Salins, contenait, d'après les analyses de Monsieur Desfosses, 0,067 de brômure de potassium. Aujourd'hui, et d'après la très-récente analyse de Réveil, elle n'en contient plus que, 0,030, c'est-à-dire, moins de la moitié. La présence du brômure de potassium, contribue certainement aux propriétés résolutives des eaux de Salins ; mais, ne l'oublions pas, ce sel existe aussi de la manière la plus évidente, dans les eaux minérales de Lons-le-Saunier, et s'il ne nous a pas été donné de le doser, c'est que nous n'avons, ni l'habitude, ni les instruments nécessaires à une analyse aussi délicate. Très-probablement à Lons-le-Saunier, le brôme se trouve combiné au sodium, au lieu de l'être au potassium. Mais les vertus thérapeutiques des deux sels, sont identiques ; les eaux de Lons-le-Saunier, ne sont donc pas, à cet égard, inférieures à celles de Salins.

Les eaux de Lons-le-Saunier, contiennent en outre une forte proportion de chlorure de calcium, qui jouit de propriétés résolutives bien démontrées. Elles contiennent encore un sel très-important, le carbonate de fer qui fait absolument défaut dans les eaux de Salins.

Les eaux de Salins contiennent une quantité plus forte de chlorure de sodium ! N'est-il pas évident que la quantité renfermée dans les eaux de Lons-le-Saunier, (10,39 par litre) est bien suffisante pour répondre à tous les besoins de la thérapeutique.

Je n'ai rien dit encore de la forte proportion d'acide carbonique, et d'hydrogène sulfuré que contiennent les eaux de Lons-le-Saunier, ce sont évidemment autant de principes qui les rendent, dans certains cas, bien préférables à celles de Salins. Voici d'ailleurs l'analyse comparative des deux sources minérales :

Eaux de Salins. (Réveil.)

Pour un litre :		
Chlorure de sodium.	22 g.	74516
id. magnesium.	0	87013
Carbonate chaux (traces)		
id. magnésie (traces)		
Sulfate de chaux....	1	41665
id. de potasse...	0	68080
Iodures de sodium (trac)		
Brômure potassium .	0	03065
Total de la minéralisation	27 gr.	

Eaux de Lons-le-Saunier.

Chlorure de sodium..	10 g.	326
id. de magnesium.	1	311
id. de calcium....	0	701
Carbonate de chaux..	1	045
id. de magnésie	0	358
id. de fer......	0	210
Sulfate de soude... ...	0	056
Sulfate de chaux	1	404
Brômure de sodium, (fortes traces).		
Acide carbonique libre	2	423
Silice..............	0	510
Hydrogène sulfuré, dégagements manifestes a la source.		
Total	18	362

Ces deux analyses établissent nettement les quelques différences qui existent dans la composition des deux sources.

Qu'il me soit permis, pour connaître plus complètement encore les eaux de Lons-le-Saunier, de les dissocier et d'étudier à part chacun des éléments qui les composent. Je sais combien est fâcheux, surtout au point de vue d'une étude thérapeutique, une dissociation de ce genre ; elle me paraît cependant indispensable, et je ne vois pas de procédé qui puisse y suppléer.

Et d'abord, *le chlorure de sodium* : l'expérience journalière a démontré son importance dans l'organisme ; il est aujourd'hui bien établi que sa privation entraîne comme conséquence fatale, l'anémie, la débilitation générale, l'œdème des extrémités. Il favorise l'oxygénation des globules du sang, c'est-à-dire qu'il active la transformation des globules noirs en globules rouges, facilite leur assimilation et par conséquent aussi la nutrition générale. M. l'inspecteur du service de santé militaire Poggiale, le représente comme augmentant la proportion des hématies et provoquant l'expulsion, par la peau, les reins et le poumon, des principes azotés de la détrophie histologique. Son action stimulante des fonctions digestives, est une conséquence de sa manière d'être vis-à-vis des éléments réels de la matière vivante, le sang. Aussi tous les thérapeutistes s'accordent à reconnaître son utilité chez les individus anémiés, chlorotiques, ou scrofuleux. Il est à croire qu'Amédée Latour, en le conseillant dans le traitement de la tuberculose, a surtout en vue la tuberculose ganglionaire, scrofuleuse, qui devient si fréquente de nos jours, et contre laquelle ses bons effets sont incontestables. Il paraît également agir efficacement contre la fièvre intermittente, et Piorry le conseillait souvent en pareil cas. Je n'ai pas eu occasion d'observer moi-même son influence à cet égard. Mais j'ai vu, à Lons-le-Saunier, plusieurs malades atteints de cachexie palustre avec hypertrophie notable de la rate, qui ont obtenu les plus grands bienfaits de l'emploi des eaux du puits-salé en bains, douches et boisson.

Son action topique est bien manifeste aussi : à Lons-le Saunier, comme à la mer, j'ai vu des plaies dont quelques unes avaient résisté à tous les traitements, même à la greffe, et qui se sont cicatrisées après quelques bains seulement, et l'application permanente de compresse imbibées. J'ai eu recours aussi à l'eau de la source du puits-salé dans le traitement de certaines kératites scrofuleuses, avec exsudation étendue sur la cornée, et j'en ai obtenu de très-bons résultats. Je citerai quelques observations à l'appui. Au résumé donc, le chlorure de sodium jouit de propriétés toniques stimulantes et résolutives qu'on ne saurait trop apprécier.

Le *chlorure de magnésium* qui se rencontre en assez forte proportion dans l'eau minérale de

Lons-le-Saunier, est un purgatif assez énergique, qui paraît agir surtout sur le foie et activer la sécrition de la bile. Il entre, on le sait, dans la composition de toutes les eaux minérales salines-purgatives. Son action n'est cependant pas très-manifeste dans les eaux de Lons-le-Saunier, dont l'effet purgatif, à dose même assez forte, est essentiellement passager.

Le *chlorure de calcium* a été très-longtemps utilisé par les anciens comme fondant et antiscrofuleux Il exerce sur toute l'économie, et sur les glandes lymphatiques en particulier, une action stimulante manifeste, et constitue certainement l'un des éléments les plus précieux de la source du puits salé. Par lui, la station de Lons-le-Saunier se rapproche sensiblement de Bourbonne-les-Bains qui en contient également une forte proportion. A Salins, le chlorure de calcium se trouve remplacé par une très-faible quantité (0,19) de chlorure de potassium.

La *carbonate de chaux* si répandu sur le terrain jurassique, se rencontre aussi en assez forte proportion dans l'eau du puits-salé où sans doute, il s'y trouve dissous à la faveur d'un excès d'acide carbonique. Il n'a guère d'ailleurs d'autre effet que son action absorbante. Il peut rendre ainsi quelques services aux personnes atteintes de dyspepsie atonique. Certains médecins, cependant, lui ont attribué des propriétés malfaisantes, mais il est aujourd'hui bien démontré que les eaux *calcaires carbonatées* sont absolument sans inconvénient sur la santé, et qu'on peut, tout au plus, leur reprocher de ne pas cuire les légumes.

J'ai dit que les eaux salines de Lons-le-Saunier contiennent un fort-excès d'acide *carbonique libre*. Evidemment cet acide est un de ces principes importants.

Un grand nombre d'eaux minérales, entre autres celles de Nauheim de Mariembad et de St-Galmier, paraissent lui devoir toute leur efficacité. Son action sédative locale, est aujourd'hui bien connue. Et c'est à lui peut-être qu'il faut surtout attribuer la facilité avec laquelle sont supportés les bains et l'eau du puits-salé prise en boisson.

Les eaux de Lons-le-Saunier, à l'exemple de Forges, de Neyrac, de Vals et d'un grand nombre d'autres eaux minérales, ont surtout, sur Salins, l'avantage de contenir une forte proportion de *carbonate de fer*. L'action de ce sel se manifeste d'une manière toute particulière, soit comme simple stimulant des fonctions générales, soit comme partie constituante des globules du sang, chez les personnes anémiées et chlorotiques. Chez elles, sous l'influence des eaux du puits-salé, les forces s'accroissent rapidement, la circulation s'active, les fonctions animales reprennent leur vigueur ; en un mot, à cet état de malaise indéfinissable qui caractérise l'appauvrissement du sang, succède rapidement un état de bien être auquel les malades n'étaient plus habitués depuis longtemps.

Très-probablement le carbonate de fer contenu dans l'eau du puits-salé, n'est pas étranger au phénomène de pléthore congestive que j'ai parfois observé, chez quelques tempéraments sanguins.

Il me reste à m'occuper d'un sel, le *brómure de sodium* qui, sans doute, ne se rencontre à Lons-le-Saunier qu'en très-petite quantité, mais dont l'action, cependant, me paraît ne devoir pas être méconnue. Les difficultés de l'analyse chimique, probablement en raison de son peu de fixité, n'ont pas permis, ai-je dit, de le doser rigoureusement ; mais tous les observateurs s'accordent, quels que soient les procédés employés, à constater sa présence. D'ailleurs la forte proportion qu'en contiennent les eaux-mères des Salines ne peut laisser aucun doute sur sa présence dans l'eau des sources salées.

Ce sel qui se rencontre dans un grand nombre d'eaux minérales, et notamment dans celles de Challe, où j'ai eu occasion de l'étudier, possède une saveur salée, amère, assez désagréable. En solution un peu forte, il irrite manifestement les muqueuses et même la peau. Du reste, absorbé avec la plus grande facilité, il ne tarde pas à exercer une action sédative sur le système cérébro-spinal, et consécutivement sur les mouvements du cœur qu'il régularise et ralentit. Ainsi s'explique sans doute aussi la somnolence qu'il occasionne. Chose bizarre, en même temps qu'il calme les battements du cœur, il surexcite les fonctions du rein, des glandes salivaires et augmente notablement la diurèse.

Son analogie avec le brômure de potassium, est bien évidente, et je crois que les deux sels peuvent être indifféremment utilisés au point de vue thérapeutique.

La quantité qu'en contiennent les eaux de Lons-le-Saunier est peut-être bien faible pour lui attribuer une grande importance.

L'eau de Salins, ne paraît pas en contenir beaucoup plus (0,030) ; les thérapeutistes de l'endroit lui attribuent pourtant une action fondante très manifeste.

J'aurais voulu, je le répète, ne pas dissocier les éléments constituants de notre source minérale. Leur étude cependant était bien nécessaire pour en avoir une idée générale, et pour permettre aux thérapeutistes de suivre une voie rationnelle dans leur emploi.

Des eaux-mères de Salins et de Lons-le-Saunier.

Il me reste, en comparant Salins et Lons-le-Saunier, à traiter une grave question : *les eaux-mères*. Par suite d'un traité passé en 1860 par M. de Grimaldi alors directeur général et principal actionnaire des salines de l'Est, l'Administration assure au propriétaire des bains de Salins toutes les eaux-mères qu'elle retire de la fabrication des sels, et s'en interdit la vente à tous autres établissements balnéaires, ainsi qu'aux particuliers, soit à l'état liquide, soit sous forme solide. C'est là véritablement, qu'est toute la supériorité de l'établissement de Salins. Il est bien incontestable, en effet, que les bains de Lons-le-Saunier ne jouissent pas d'un action comparable à celle des bains de Salins, mélangés d'une proportion variable d'eaux-mères. Les succès obtenus à Salins par ce genre de médication, sont extraordinaires. Or, Lons-le-Saunier possède sans en jouir, exactement les mêmes eaux-mères que Salins. La thérapeutique peut donc attendre de leur emploi des résultats aussi manifestes que ceux obtenus à Salins. Il s'agit en effet ici d'une question tout humanitaire, d'une question de droit commun. Et je ne veux pas douter que le propriétaire actuel de Salins, assuré de la réputation et de la fortune de son établissement, consentira, autant par patriotisme que par humanité, à relever nos salines du singulier traité de M. de Grimaldi, et à doter nos braves soldats blessés ou malades, de ressources thérapeutiques que nous possédons à Lons-le-Saunier, et qui sont par conséquent absolument inutiles à Salins.

Il est d'ailleurs évident, que les eaux-mères, à Salins comme à Lons-le-Saunier, ne sont, après tout, qu'une ressource auxiliaire. Elles rendent d'immenses services, mais elles ne sont pas indispensables. Le véritable traitement, à Salins comme à Lons-le-Saunier, repose dans l'usage, tant interne qu'externe, de l'eau de la source, sans laquelle les eaux-mères seraient inutiles.

Les eaux-mères de Lons-le-Saunier, paraissent plus riches en brômure que celles de Salins. Cela, du reste, n'a pas grande importance, puisqu'il est parfaitement établi qu'elles ne sauraient être utilisées pures, et que, de toute nécessité, elles doivent être, selon les exigences morbides mélangées en proportion plus ou moins forte à l'eau de la source minérale.

Plusieurs chimistes ont entrepris l'analyse des eaux mères de Lons-le-Saunier. Je me contente de reproduire ces analyses comparativement à celles des eaux-mères de Salins ; et je renvoie, pour la connaissance de leurs vertus thérapeutiques, aux excellentes études des médecins de Salins et de Paris, MM. Germain, Guyennot, Dumoulin, Réveil et Durand-Fardel, qui s'en sont plus spécialement occupés.

Analyse comparative des eaux-mères de Salins et de Lons-le-Saunier.

Cent grammes de liquide contiennent :	Lons-le-Saunier.		Salins.	
	Analyse de M. Poitvin.	Analyse de M. Bucquet	Analyse de Fav Dumas et Pelouzc.	Analyse de M. Balard
Chlorure de sodium.....	19.9	18.33	15.798	16.804
Chlorure de magnésium.	4,6	6 45	3.175	6.091
id. de potassium..	2.4	2 11	3 109	»
Sulfate de magnésie ...	8.7	4.06	1.989	»
Brômure de potassium..	0.6	0.55	0.270	0.284
Sulfate de soude........	»	4.80	6.417	2.206
id. de potasse......	»	0.76	1.014	6.558
Eau....................	63.8	62 94	68.228	66.056
Totaux...............	100 gr.	100 gr.	100 gr	00 gr.

Dans une analyse comparative, M. Balard a constaté que les eaux-mères de Lons-le-Saunier, contiennent, pour cent grammes, 0.94 de brômure de potassium.

La moyenne des trois analyses faites à Lons-le-Saunier, donne 0,69 *de brômure de potassium.* Cette même moyenne donne *pour Salins* 0,267.

Lors donc que Lons-le-Saunier, jouira des eaux-mères de ses Salines, sa station minérale pourra, sans conteste, rivaliser avec toutes les eaux bromo-chlorurées sodiques de la France ou de l'Etranger.

Les salines de Lons-le-Saunier, fournissent annuellement environ 25,000 hectolitres d'eaux-mères. On les utilise seulement pour la fabrication des sulfates de potasse, de soude et de magnésie, obtenus par cristallisation, en laissant déposer les eaux dans de vastes cuves, à une température de cinq à six degrés. On en retire aûssi, et par un procédé analogue, une grande quantité de chlorure de potassium. En dehors des usages thérapeutiques, les eaux-mères de Salins, sont également utilisées pour la fabrication des sulfates de soude et de potasse.

CHAPITRE IV.

Thérapeutique.

La composition chimique des eaux minérales de Lons-le-Sannier, comme aussi leur analogie avec les eaux de Salins et de la mer, peut faire préjuger rationnellement de leur emploi.

Les eaux de Lons-le-Saunier, sont toniques et résolutives, elles régularisent les fonctions du système nerveux, surexcitent l'appétit et par conséquent les fonctions digestives. Telles sont leurs propriétés en quelque sorte physiologiques. Il est donc parfaitement indiqué de les employer contre toutes les *affections atoniques en général*, c'est-à-dire, contre ces affections où toutes les fonctions de l'organisme sont languissantes, et perdent de leur vitalité.

La scrofule, sous toutes ses formes bénignes ou graves, depuis le simple lymphatisme jusqu'à la nécrose osseuse, la chlorose et toutes ses conséquences, en sont les expressions les plus habituelles. Ces maladies sont en effet, pour la plupart des cliniciens, le résultat d'une modification du sang, soit qu'il ait subi quelque transformation moléculaire, ou bien une simple déperdition. La physiologie, d'accord avec la thérapeutique, reconnaît qu'il faut alors favoriser sa régénération, modifier, ou même renouveler ces globules qui ont cessé de vivre normalement, et qui donnent lieu à cette débilitation générale qui est le propre de la chlorose, ou bien à ces engorgements glandulaires, métastatiques en quelque sorte, qui sont une des manifestations les plus habituelles de la scrofule.

L'usage interne des eaux de Lons-le-Saunier, aidé de l'administration des bains et des douches, répond admirablement à ces indications. Le chlorure de sodium et le carbonate de fer qu'elles contiennent sont, à cet égard, ses deux éléments les plus importants. Tous deux, en effet, jouissent de la propriété d'augmenter les hematies, soit en stimulant les fonctions générales, soit en fournissant à l'organisme de nouveaux matériaux reconstitutifs.

Un certain nombre de nos soldats sont, lors de leur incorporation, classés avec la dénomination : tempérament lymphatique. Cette expression indéfinissable s'applique aux organismes misérables, sans énergie vitale, chez lesquels la moindre plaie donne lieu à des suppurations interminables, à des engorgements glandulaires du cou, de l'aisselle, de l'aine, chez lesquels enfin un simple refroidissement, ou l'action de l'humidité, amènent des otorrhées rebelles, des ophtalmies parfois d'une haute gravité, des rhumatismes qui n'abandonnent une articulation, que pour se porter sur une autre.

Tels sont ces malheureux qui encombrent nos hôpitaux, que l'Etat envoie chaque année à la mer, et parfois à Bourbonne, et pour lesquels je préconise l'usage des eaux salées et ferrugineuses de Lons-le-Saunier.

Je n'ai pas l'intention d'étudier toutes les manifestations du lymphatisme ou de la scrofule ;

chacun sait quelles elles sont ; cette étude est donc parfaitement inutile à mon sujet. Je veux seulement signaler à l'attention de mes collègues les remarquables résultats que j'ai constatés, à la suite de l'usage des eaux salées, dans la plupart de ces manifestations.

Sous leur influence l'organisme tout entier, se trouve, en quelque sorte, régénéré. Les suppurations ganglionaires tarissent, les ganglions subissent une transformation régressive, et finissent, sinon par disparaître complètement, toujours au moins, et après un temps variable, par devenir presque insensibles.

De toutes les manifestations de la scrofule, celles qui intéressent le système osseux sont incontestablement les plus graves, celles qui résistent le plus aux agents thérapeutiques.

Je n'ai pas eu, à Lons-le-Saunier, de fréquentes occasions de les observer. Mais je sais que des améliorations considérables, sinon des guérisons complètes, ont été obtenues par quelques médecins civils de la localité qui ont utilisé, contre elles, les eaux de la source du puits-salé.

Je ne puis, pour mon compte, produire qu'une seule observation.

Il s'agit d'un enfant que j'ai dernièrement présenté à M l'Inspecteur Gérier :

Kérimbacher est âgé de 4 ans. Il est porteur de tous les signes de la scrofule, dans son expression la plus accentuée : teint blafard, bouffissure de la face, amygdales énormes, lèvres volumineuses, chairs molles et flasques, engorgement très-prononcé des ganglions cervicaux, sans ramollissement cependant, ventre fortement distendu, alternative de diarrhée et de constipation. Et, surtout, carie très-avancée des os du pied gauche, ayant donné lieu à huit fistules par lesquelles suinte constamment un pus de mauvais aspect, ayant entraîné déjà de nombreux débris d'os nécrosés. L'état du pied chez cet enfant, était tel, lorsque je l'examinai, il y a trois mois environ, que plusieurs médecins avaient considéré l'amputation nécessaire.

Après trois ou quatre injections de teinture d'iode qui ne parurent pas modifier très-sensiblement l'état local, je décidai les parents à conduire journellement cet enfant aux bains salés, à lui faire prendre un demi-verre d'eau, et à pratiquer trois fois ou quatre fois par jour des injections abondantes dans tous les trajets fistuleux.

Sous l'influence de cette médication, la suppuration, qui d abord avait augmenté, diminua progressivement et disparut presque complètement au bout de six semaines. En même temps le gonflement périarticulaire diminuait d'une manière très-sensible, et toutes les fistules, sauf une, en rapport avec une portion nécrosée de l'astragale, s'oblitéraient complètement.

Aujourd'hui, 15 octobre, les engorgements ganglionaires ont disparu. Les amygdales qui étaient énormes ont repris un volume normal. Enfin, cet enfant qui était habituellement très-indolent, est devenu volontaire et capricieux ; il a changé du tout au tout, me disent ses parents, et a pris une expression de vigueur et de santé auxquelles nous n'étions pas habitués. Je n'ose pas croire qu'il guérira, mais j'ai tout lieu d'espérer pour lui une amélioration qui lui permettra de vivre de la vie habituelle. Il continue du reste très-exactement le traitement, auquel il est soumis depuis plus de deux mois, et qui ne paraît pas l'avoir jamais fatigué. Il prend chaque jour un bain d'un quart d'heure, une douche d'une minute, et 1/2 verre d'eau en boisson.

Deux autres de mes malades (un enfant de troupe de 17 ans, le nommé Poulain, et un soldat de 23, le nommé Morel Dessallons) présentent tous les signes d'un lymphatisme qui déjà touche à la scrofule. Tous deux sont atteints de kératite double avec exsudations très prononcées sur la cornée. L'un d'eux, l'enfant de troupe, est soumis à la médication hydrominérale depuis deux mois environ. Aujourd'hui sa constitution est complètement modifiée. Les opacites de la cornée qui, chez lui, obscurcissaient considérablement la vision et le rendaient impropre à tout service, n'ont pas encore disparu, mais elles se sont éclaircies au point, dit-il lui-même, qu'elles ne le gênent plus du tout. En dehors des bains, des douches et de l'usage interne, j'ai fréquemment employé chez lui les injections sur l'œil, et je crois qu'elles ont contribué beaucoup à l'amélioration locale que nous avons obtenue.

Le second de ces malades est un soldat incorporé pendant la guerre. A plusieurs reprises, déjà il a subi, dans divers hôpitaux, les traitements topiques habituellement employés en pareils cas. Dernièrement encore il était à l'hopital civil de Lons-le-Saunier, et n'avait pas obtenu d'amélioration sensible lorsqu'il le quitta, après cinq semaines de traitement. Il présentait alors un leucoma très-prononcé sur l'œil droit, l'inflammation avait gagné l'œil gauche et donné lieu à un ptérygion aboutissant à cinq ou six pustules développées autour de la cornée, qui se trouvait, elle-même, recouverte d'une sorte d'exsudation plastique pseudo-membraneuse. Ce sujet présentait aussi un engorgement très prononcé des glandes sous-maxillaires.

Je n'hésitai pas, dès sa sortie de l'hôpital, et malgré l'inflammation, à le soumettre d'emblée au même traitement que l'enfant de troupe dont je viens de parler. Ce traitement est commencé depuis un mois seulement, et l'amélioration est déjà manifeste. L'engorgement sous maxillaire a sensiblement diminué, et j'espère obtenir chez lui un résultat aussi beau que chez le précédent.

Certaines affections chroniques de l'appareil respiratoire, sont aussi une des manifestations fréquentes du lymphatisme. J'ai vu deux ou trois sujets atteints de catharres pulmonaire qui résistaient depuis longtemps au traitement balsamique habituel, et qui ont été très-améliorés après quelques jours du traitement hydro-minéral.

L'un d'eux, un nommé Courbet, du 42e régiment d'infanterie, avait été autrefois atteint d'une pleuro-pneumonie qui, très-probablement négligée dans sa convalescence, avait laissé après elle une grande susceptibilité pulmonaire. A la moindre course, ce sujet était pris de quintes de toux et de suffocation rappelant la coqueluche. Pendant une vingtaine de jours, je le soumis au traitement hydro-minéral, (deux ou trois verres d'eau par jour, fréquentation habituelle de la salle des douches où il était employé comme doucheur). Depuis cette époque, il n'a plus eu de suffocation et peut actuellement répondre à toutes les exigences du service militaire.

Je n'ose pas me prononcer sur l'efficacité des eaux salines ferrugineuses de Lons-le-Saunier dans le traitement de la tuberculose pulmonaire. Je ne doute pas, cependant, qu'elles peuvent rendre des services dans la granulie scrofuleuse qui se présente si fréquemment à notre époque, et qu'il importe de différencier complètement, a moins au point de vue thérapeutique, de la tuberculose vraie.

Doubez, enfant de troupe, âgé de 16 ans, présente tous les signes du lymphatisme : peau fine d'un blanc mat, coloration passagère de la face, blépharite ciliaire ayant entraîné déjà la perte d'un grand nombre de cils, poitrine étroite, d'un diamètre inférieur de 2 centimètres à la moitié de la longueur de la taille, voix enrouée, respiration rude et expiration prolongée, notamment au sommet du poumon gauche. Légère diminution de la sonorité, ancienne hémoptysie, quintes de toux avec expectoration d'un liquide filant, mêlé de mucosités grisâtres. Diarrhée fréquente, perte de l'appétit et amaigrissement progressif depuis un mois. Tel était son état lorsque je l'envoyai aux eaux. Je pensai qu'il convenait, chez lui, d'utiliser à la fois les bains, les douches et l'ingestion stomacale. Je fis cesser d'ailleurs tout autre mode de traitement.

Quinze jours après cette médication (3 bains et 3 douches par semaine, un verre d'eau chaque matin) il y avait déjà de l'amélioration dans son état. L'appétit était revenu, avec lui les forces musculaires et la coloration plus persistante de la face. Les quintes de toux étaient moins fréquentes, l'expectoration moins abondante. En un mot cet enfant, profondément débilité, paraissait déjà renaître à la santé, lorsqu'il obtint un congé d'un mois, qu'il alla passer dans sa famille. Depuis son retour, il a repris son traitement, et bien que notre installation balnéaire ne me permette pas actuellement de le pousser aussi activement que pendant la saison, l'amélioration obtenue dans son état est réellement manifeste. Il n'est pas guéri, les signes du côté du poumon sont encore les mêmes, mais, je le répète, il a repris des forces, de l'appétit, de la gaieté, les quintes de toux ont cessé, et la blépharite a disparu.

Je fais les mêmes tentatives chez un autre soldat du régiment, un nommé Turchin, jeune incorporé, qui, en outre de son tempérament lymphatique, présente les signes rationnels de la tuberculose au début ; je ne puis du reste pas encore me prononcer à son sujet, le traitement qu'il poursuit ne remontant pas à plus de quinze jours (1).

Il importe, pour ces malades, de redoubler de précautions dans l'application des agents thérapeutiques dont nous disposons ici. Ils doivent soigneusement éviter les refroidissements, et les transitions brusques de température auxquelles ils sont parfois exposés dans le pays.

Le rachitisme est l'une des exagérations du tempérament lymphatique, c'est, par excellence, la perturbation de la nutrition de tous les tissus. Evidemment, les eaux salines-ferrugineuses de Lons-le-Saunier ne sont pas susceptibles de guérir les déviations de la colonne vertébrale ou des membres, mais bien de modifier l'état général qui en est la cause efficiente ; j'ai pu constater leur influence reconstituante sur deux enfants de la ville, tous deux atteints de déviation considérable de la colonne vertébrale, de déformation concomitante du sternum, et de débilitation, ou mieux d'alanguissement qui les obligeait à garder presque constamment le lit. L'un de ces enfants était atteint, lorsque je le soumis à la médication hydro-minérale, d'une diarrhée séreuse et d'une bronchite catarrhale. Aujourd'hui, après deux mois de traitement, pendant lesquels il a pris une

(1) Ce sujet, envoyé à Belfort avec le régiment, a été réformé après un mois de séjour dans cette garnison.

quarantaine de bains et de douches, il est devenu l'un des plus intrépides gamins de la ville. Depuis trois ans il était, du reste, régulièrement envoyé aux bains de Salins, dont il avait chaque fois retiré de très-grands bénéfices.

La transformation regressive des ganglions strumeux qui s'observe sous l'influence des eaux de Lons le-Saunier est bien manifeste aussi pour la plupart des engorgements glandulaires qui paraissent étrangers à la scrofule. Ainsi j'ai vu des goîtres, même assez volumineux, diminuer et parfois disparaître avec une rapidité qu'on ne saurait espérer des traitements habituels. De même j'ai réussi à modifier très-heureusement des engorgements de la rate et du foie qui résistaient depuis longtemps à toutes les médications. Enfin, j'ai eu l'occasion de constater une modification analogue sur une tumeur des annexes de l'utérus.

Il s'agit d'une jeune femme, essentiellement lympathique, malade depuis une dizaine d'années déjà. et attribuant son affection à un refroidissement subi pendant la periode menstruelle. Cette malade éprouvait, au retour de chaque époque, des accidents de dysmenorrhée et parfois était prise de métrorrhagies très-inquiétantes. Par suite de la compression du plexus sciatique par un tumeur siégeant dans la fosse-iliaque, et paraissant appartenir au ligament large du côté gauche, elle éprouvait aussi des douleurs violentes dans le membre correspondant, se plaignait d'une constipation opiniâtre, avec alternative de diarrhée, et constatait de l'œdème des extrémités inférieures, dès qu'elle voulait, malgré ses souffrances, quitter un instant son lit, qu'elle gardait depuis plus de trois mois déjà.

Je lui prescrivis l'usage intus et extra de l'eau

minérale de Lons-le-Saunier (2 verres par jour, une douche loco dolenti, et un bain 3 fois par semaine). Quinze jours après, il y avait, dans son état, une très-notable amélioration. Aujourd'hui, après deux mois de traitement, cette jeune femme se promène et vaque à toutes les occupations de son ménage presque sans fatigue. Les douleurs sciatiques et la dysmenorrhée ont disparu. La tumeur existe encore, mais elle a certainement subi une notable rétrocession.

Une observation d'hépatite chronique ayant donné lieu à des hématuries très-graves mérite aussi, je crois, de fixer notre attention à cet égard. Voici le fait :

Bauquier, sergent-major-vaguemestre du dépôt du 42e de ligne, âgé de 45 ans est d'une constitution molle, lymphatique. Il a passé 15 ans de sa vie militaire en Afrique (province d'Oran) n'y a, dit-il, jamais contracté de fièvre palustre, mais à abusé de l'absinthe, (nous manquions de vin, l'absinthe le remplaçait à nos repas) et en subit aujourd'hui les tristes conséquences.

Au mois de mai 1869, après avoir uriné, il ressentit, dit-il, une douleur semblable à celle qu'aurait produite un fer chaud introduit dans le canal de l'urêtre. Cette douleur accompagnée de frissons très-intenses paraissait suivre l'uretère pour se fixer dans la région lombaire. Il éprouvait en outre de très-fréquentes envies d'uriner qu'il ne pouvait satisfaire. Enfin, sous les efforts de la vessie, il réussit à uriner un peu de sang, et la douleur disparut.

Huit ou dix jours après, il fut repris des mêmes douleurs, des mêmes envies d'uriner et de nouvelles émissions de sang pur. Il passa la nuit tout entière sans pouvoir faire sortir une goutte de véritable urine. Vers le matin seulement, à force d'efforts, il rendit plusieurs caillots fibrineux, ce qui lui permit d'uriner un peu, c'est-à-dire, d'émettre un liquide mélangé d'une forte proportion de sang ; les envies fréquentes d'uriner persistant, d'ailleurs, avec la même intensité, et lui laissant supposer que sa vessie n'était jamais vide.

A la visite, M. le docteur Millot, prescrivit des bains tièdes, et un repos absolu. Les hématuries cessèrent au bout de huit jours, et le malade se croyait guéri, lorsque, après trois semaines, elles reparurent avec la même intensité, avec le même cortége d'atroces douleurs. L'urine ne contenait cependant pas le moindre gravier, mais on constatait un gonflement très-notable du foie, et le malade se plaignait de nausées presque continuelles, fréquemment suivies de vomissements bilieux.

Les mêmes symptômes réapparurent ainsi plusieurs fois dans l'année, et notamment vers les changements de temps. Enfin après avoir passé un mois à l'hôpital d'Agen, Bauquier, fut envoyé aux eaux de Vichy. Dès le début du traitement, il eut, coup sur coup, trois ou quatre hématuries, dont une tellement forte, qu'elle amena la syncope. Il continua néanmoins les bains chauds, les douches froides, et l'ingestion journalière de deux ou trois verres d'eau.

A partir des derniers jours de la saison, et pendant toute l'année qui suivit son traitement à Vichy, il n'éprouva plus une seule perte de sang, mais il ressentait toujours une douleur gravative dans la région du foie, et l'urine déposait très-fréquemment encore au fond du vase une masse floconneuse d'une matière gluante et de couleur jaunâtre, contenant quelques filaments de sang coagulé.

Il se croyait cependant guéri, lorsque, pendant l'hiver 1872, étant à Lons-le-Saunier, il fut repris des mêmes douleurs et des mêmes hématuries qui avaient signalé le début de sa maladie.

M. le docteur Guichard, qui faisait momentanément le service de la garnison, le remit à l'usage des sels de Vichy. Le malade n'en tira aucun bénéfice appréciable.

A mon retour vers le 15 juillet, Bauquier se trouvait dans l'état suivant :

Constitution délabrée, teinte subictérique, perte de l'appétit, nausées continuelles, vomissements très-fréquents, notamment le matin, au réveil, et sans efforts, de bile presque pure. Température normale, pouls petit, dépressible, 60 à 68. Légère dyspnée, ventre proéminent, supportant difficilement la compression de l'équipement militaire. Foie énorme, dépassant de cinq travers de doigt les fausses côtes, et refoulant fortement le poumon droit. Pas de douleur vive à la pression, pas de bosselures, mais légère saillie sous-cutanée, sans fluctuation sensible, pas de frémissement hydatique. La rate ne paraît pas hypertrophiée. Pas de trace d'ascite, mais un peu d'œdème des extrémités, notamment le soir. Pas d'accès de fièvre réelle, mais parfois frissons prolongés et douleurs très-vives partant de l'urêtre et se propageant le long des uretères jusque dans la région lombaire ; alors envies presque continuelles d'uriner, les contractions de la vessie ne donnant lieu qu'à l'émission de quelques gouttes de liquide fortement teintes de sang ; selles normales. Dans l'intervalle des douleurs l'urine est toujours épaisse, foncée en couleur, contenant fréquemment d'énormes caillots fibrineux, déposant dans le vase, et par le refroidissement, une couche plus ou moins épaisse de couleur acajou. L'analyse chimique y constate la présence de sels biliaires, d'acide urique qui paraît être la cause de leur acidité très-prononcée, et d'albumine provenant sans doute, des caillots fibrineux qu'elles contiennent.

L'examen microscopique révèle, en effet, la présence de nombreux globules de sang, et de la fibrine colorée de biliverdine.

Diagnostic. L'ancienneté de la lésion, le volume considérable de l'organe, l'absence d'ascite, de fluctuation, ou de frémissement cataire font repousser l'idée de cirrhose, d'abcès ou de kyste hydatique du foie. — Il faut en conséquence admettre que nous sommes en présence d'une hépatite chronique simple, donnant lieu, comme la plupart des affections du foie, à des hématuries fréquentes et à des coliques néphretiques.

Traitement. — Je conseillai seulement l'usage des eaux salines ferrugineuses de Lons-le-Saunier. Chaque jour le malade prit trois et même quatre verres d'eau et n'éprouva d'autre accident qu'un effet purgatif passager. Il prit également un bain quotidien suivi d'une douche froide sur la région du foie. Sauf quelques jours de repos, ce traitement fut très exactement suivi pendant deux mois. Dès le début, Beauquier en retira un soulagement manifeste. Après quinze jours les hématuries cessèrent complètement et n'ont pas reparu depuis.

Aujourd'hui (10 octobre), le foie a diminué de presque quatre travers de doigt, et la saillie sous cutanée est bien moins prononcée. Le malade se rend bien compte lui-même de cette diminution : je ne pouvais pas me baisser, dit-il, et maintenant je puis sans peine attacher mes caleçons ou cirer mes souliers, j'étais constamment oppressé, et maintenant je puis courir presque sans fatigue. Les nausées et les vomituritions ont absolument cessé, l'appétit est revenu, les digestions sont faciles, l'œdème des extrémités a disparu; il n'y a plus d'hématuries, cependant les urines, qui sont habituellement claires, déposent encore parfois au fond du vase et contiennent quelques débris fibrineux. Enfin, ce sujet qui était dans un profond état de débilitation, a repris son insouciance habituelle, et je suis presque actuellement obligé de lui rappeler ses anciennes douleurs pour obtenir de lui, la continuation du traitement qui lui a procuré déjà une si grande amélioration.

Les cachexies de toute nature, entraînant, avec la leucocythémie, une débilitation générale de l'organisme paraissent également transformées.

Ainsi j'ai obtenu chez un soldat du 42e, le nommé Bastady, atteint d'une orchite tuberculeuse unilatérale commençant déjà la période de ramollissement, une véritable modification de la constitution.

Ce sujet âgé de 23 ans, d'un tempérament lymphatique, bien musclé d'ailleurs, ne présente, contrairement à l'opinion de Louis, aucun signe de tuberculose des poumons. Je n'ai toutefois aucun doute sur la nature de sa maladie, qui a été reconnue pour telle par M Gerier, médecin inspecteur, par mon père et par deux autres médecins de la ville.

Bastady n'a jamais eu d'affection syphilitique, mais bien une blennorrhagie qui, dit-il, fut régulièrement traitée et n'a laissé aucune trace. Son affection remonte, paraît-il, à deux années. Actuellement (25 juillet), je constate : débilitation générale, facies amaigri, pâle, cachectique, dénotant un réel appauvrissement du sang, appétit capricieux, selles irrégulières, alternative de diarrhée et de constipation. Fonctions respiratoires normales Fonctions digestives languissantes

Le testicule droit paraît trois fois plus volumineux que le gauche, le scrotum est d'un rouge luisant; vu à la lumière, il se montre transparent et évidemment distendu par un épanchement séreux dans la tunique vaginale Depuis longtemps un trajet fistuleux donne issue à une suppuration séro-sanguinolente.

Une première ponction fournit 60 grammes environ d'un liquide séreux opalescent. La palpation permet alors de bien constater l'état de la glande.

Le testicule situé en dedans et en arrière est mou, dépressible, sensible à la pression. L'épididyme situé en avant, est très-résistant, bosselé, et paraît envelopper les 2/3 de la glande. Le cordon est également dur et douloureux, avec irradiations vers la région lombaire.

Traitement : injection iodée. 1 bain du puits-salé et 2 verres d'eau par jour.

Inflammation très-vive du scrotum, laquelle disparaît après 3 jours de repos. Reproduction de l'épanchement après 15 jours.

Nouvelle ponction, nouvelle injection iodée. Mêmes phénomènes d'inflammation passagère.

Un mois après, il n'y a pas trace de reproduction de l'épanchement. Les douleurs, irradiant vers les lombes, le long du cordon spermatique, ont complètement disparu, le trajet fistuleux s'est fermé, l'épididyme paraît moins volumineux, il est toujours bosselé, mais sans douleurs à la pression. Le cordon n'est plus douloureux, et son gonflement a disparu. Le testicule n'a pas changé. L'appétit est meilleur, les joues plus colorées, l'amaigrissement moins prononcé. Le malade se promène pendant toute la journée sans fatigue, l'état général s'est amélioré sensiblement.

10 octobre. Bastady, continue les bains et l'usage de l'eau salée, mais peut quitter l'infirmerie et reprendre son service comme ouvrier tailleur à la compagnie hors rang.

Ainsi ce sujet n'est pas guéri, mais sous l'influence de la médication saline ferrugineuse, les vives douleurs qu'il ressentait, et qui l'avaient obligé à cesser tout travail ont absolument cessé, la suppuration a été tarie, les fistules se sont fermées, et l'engorgement, sans disparaître complètement, a considérablement diminué, en même temps que l'état général subissait une amélioration très-sensible.

Il est une autre diathèse qui m'a fréquemment paru justiciable de l'action stimulante et résolutive des eaux minérales de Lons-le-Saunier. Je veux parler de la diathèse rhumatismale qui s'observe chez les sujets lymphatiques, et qui donne lieu à ces engorgements articulaires chroniques parfois si rebelles à toute médication. « La force « et l'efficacité des eaux minérales salines de « Lons-le-Saunier étant bien constatées et dé- « montrées, disait M. Villards, ancien chirurgien « en chef de l'armée, le gouvernement n'hési- « tera pas à les utiliser chez les militaires at- « teints de rhumatismes chroniques, ou d'an- « ciennes blessures douloureuses qui nécessi- « tent leur envoi aux diverses stations minérales « que nous possédons en France. »

Chaque année ces sujets encombrent l'hôpital de Bourbonne-les-Bains ; presque toujours ils y trouvent une amélioration considérable dans leur état. Or, les eaux de Lons-le-Saunier ont avec celles de Bourbonne une grande analogie de composition Les principes les plus importants de Bourbonne sont, en effet, le chlorure de sodium (7g. 40) et le chlorure de magnésium (1g. 35 par litre). Tout porte donc rationnellement à penser qu'elles doivent exercer sur l'organisme une action presque analogue.

Toutefois, l'expérimentation directe n'est pas suffisante pour prononcer définitivement. Voici cependant quelques faits à l'appui.

Villote, jeune soldat essentiellement lymphatique présentait, lorsque je le visitai pour la première fois, (3 août), un gonflement assez prononcé et sans fièvre des articulations de l'épaule, et du genou. Ce sujet atteint de rhumatismes depuis son enfance, avait, à plusieurs reprises, longtemps séjourné à l'hôpital. Je le soumis à l'action quotidienne des douches chaudes, et lui fis régulièrement boire un ou deux verres d'eau de la source. Sous l'influence de ce traitement continué pendant un mois, les exsudats plastiques se sont résorbés, les articulations ont repris leur facile mobilité et les douleurs ont disparu. Ce jeune homme s'est alors déclaré guéri et a repris le service militaire dont il était exempté depuis longtemps déjà. Aujourd'hui, un mois après la cessation de tout traitement, et malgré l'humidité à laquelle il a été fréquemment exposé, il n'y a pas eu la moindre rechute.

Un autre malade, le sergent Tissandié, atteint d'une ancienne pericardite consécutive à un rhumatisme aigu, et donnant lieu à un essoufflement habituel avec accès fréquents de suffocation, s'est trouvé très amélioré après un mois de traitement. (Usage interne et bains.)

Enfin, plusieurs de nos vieux soldats du dépôt,

Starck, Teulié et autres, atteints de douleurs rhumatismales sans manifestations articulaires sensibles, le sergent de Rigaud, atteint de cicatrice douloureuse, suite de coup de feu à la jambe, déclarent tous avoir obtenu, des bains et des douches, sinon la disparition complète de leurs douleurs, du moins une très-grande amélioration de leur état.

Je n'hésite donc pas à me ranger à l'avis de mon vénérable prédécesseur dans la médecine d'armée, et à demander avec lui la rapide création d'une station militaire à Lons-le-Saunier.

La névralgie sciatique qui, bien souvent aussi, n'est rien autre qu'une manifestation rhumatismale m'a paru dans un cas très-heureusement modifiée. Voici le fait :

Challamel, gendarme, 40 ans, atteint d'une sciatique très-douloureuse qu'il a contractée, dit il, pendant sa captivité en Allemagne, a été envoyé déjà aux bains de Bourbonne, en mai 1872. A la suite d'une quarantaine de bains ou douches, il a pu reprendre son service. Mais cette année, après un refroidissement subi pendant une journée pluvieuse (mars 1873,) il ressentit ses anciennes douleurs étendues à tout le membre droit, et comparables, dit-il, à la douleur que produirait un fer rougi promené sur le trajet du nerf Les révulsifs cutanés habituels (vésicatoires et ventouses) furent employés sans succès.

Challamel est d'un tempérament sanguin. Je l'envoyai néanmoins aux bains et le soumis à la douche trois fois par semaine (12 septembre). Sous l'influence de cette médication survinrent quelques signes de congestion cérébrale (cephalalgie, étourdissements passagers, étincelles devant les yeux), que je combattis à l'aide des purgatifs salins (30 grammes sulfate de magnésie trois jours de suite). Mais, après 15 jours seulement, cet homme qui depuis longtemps était privé de sommeil, annonçait une notable amélioration dans son état. Aujourd'hui 15 octobre, il se déclare guéri, et se livre sans peine à toutes les obligations de son service.

Un autre résultat manifeste des eaux de Lons-le-Saunier, est leur action sur un grand nombre de maladies de la peau, notamment sur les affections squameuses. Cela s'explique, du reste, non-seulement en raison des éléments sulfureux qu'elles contiennent et qui les rapprochent de Barèges, mais, sans doute aussi, parce que la plupart de ces affections, ainsi que l'a fort bien reconnu Bazin, ne sont autre que des manifestations scrofuleuses.

Quelques exemples à l'appui :

Thévenot, soldat au 42e, d'un tempérament lymphatique, est atteint depuis plus d'un an, sur toute la partie antérieure de la poitrine, puis sur les genoux et les coudes de larges plaques irrégulières sans rougeur, et recouverte de squames sèches, rudes et d'un blanc sale.

Diagnestic : Psoriaris guttata. — Traitement : 3 bains salés par semaine, un verre d'eau, et ablutions quotidiennes. Quinze jours après, amélioration très-sensible bientôt suivie de guérison complète. Pas trace de récidive depuis un mois.

Même observation chez le sergent Navet. Psoriasis guttata limité à la partie antérieure des cuisses et des jambes. Guérison après 15 jours seulement du même traitement.

Deux hommes, les nommés Poggionovo, Luciani, se présentent à la visite, le premier pour acné très-étendu à la face : (Pustules à base dure, violacées, fluentes, mélangées de petites cicatrices blanchâtres, et de points noirâtres analogues à des grains de poudre, facies graisseux.)

Traitement : Lotions quotidiennes avec l'eau salée, un ou deux verres en boisson chaque jour.

L'amélioration ne se manifeste qu'un mois après le début du traitement, les pustules ont alors rapidement disparu, en même temps que l'aspect gras de la face, les taches persistent encore.

Luciani sergent, nombreuses pustules d'acné, dures, résistantes, mélangées de cicatrices blanchâtres, disséminées sur la peau du dos et du front.

Trois grands bains par semaine, lotions quotidiennes. Un ou deux verres d'eau par jour. Guérison complète au bout de cinq semaines.

Chez d'autres sujets, je n'ai pas obtenu les mêmes résultats : Ainsi Favre, soldat, vingt-cinq ans, tempérament sanguin, atteint depuis 6 mois d'eczema du cuir chevelu (croûtes épaisses, jaunâtres, furfuracées, au dessous desquelles se trouve une surface d'un rouge livide, entourée parfois de pustules contenant un liquide jaunâtre, démangeaisons vives), n'a pas obtenu d'amélioration sensible. A la vérité, j'ai dû, chez cet homme, qui, à plusieurs reprises, fut atteint de violente céphalalgie etde vertige, interrompre rapidement les bains pour n'utiliser que les lotions. Aujourd'hui, les démangeaisons sont moins vives, il y a moins d'inflammation, mais c'est tout ce que j'ai obtenu

Il m'a suffi, le plus habituellement, de faire prendre deux ou trois bains pour débarrasser complètement plusieurs de nos soldats de pruri gos anciens, donnant lieu à d'insupportables démangeaisons.

Les manifestations cutanées de la syphilis

sont rapidement modifiées : ainsi le sergent J...., est atteint depuis plus d'une année de psoriasis syphilitique caractérisé par de légères saillies à fond d'un rouge cuivré, habituellement recouvertes de squames se soulevant facilement, se réduisant en poussière grisâtre, et siégeant surtout dans la paume des mains, à la plante des pieds, à la partie antérieure des jambes, sur le dos et dans la tête. Ce sujet, qui présentait en outre un manifeste chapelet ganglionnaire au pli de l'aine, et une induration caractéristique du ganglion occipital, avait suivi, l'année précédente, à deux reprises différentes, et pendant un mois chaque fois, un traitement par les pilules de proto-iodure de mercure. Je lui fis prendre deux bains et une douche par semaine, pendant deux mois, et deux verres d'eau chaque jour. Au bout d'un mois, l'engorgement ganglionnaire du pli de l'aine avait disparu. Aujourd'hui, il reste à peine quelques traces des manifestations cutanées de la paume des mains, quelques croûtes se rencontrent encore sur la tête, mais l'alopécie qui devenait très-menaçante, est complètement arrêtée.

Je n'ai pas eu à traiter d'affections cutanées de nature franchement scrofuleuse, tels que tubercules, lupus, végétations, etc., mais plusieurs médecins de la localité m'ont signalé des guérisons qui ne laissent aucun doute dans mon esprit.

Il faut, bien entendu, pour toutes ces affections de la peau, attendre qu'elles aient cessé d'être à l'état aigu.

Les eaux de Lons-le-Saunier, agissent énergiquement, ai-je-dit, sur toutes les sécrétions, et notamment sur la sécrétion urinaire. J'ai signalé déjà la rapidité avec laquelle les urines catarrhales sont éclaircies sous leur influence. Deux sujets atteints de gravelle urique en ont obtenu égalementd'excellents résultats.

Je dois à l'obligeance de M. Vasserzug, médecin polonais l'observation suivante :

Madame G.. , âgée de 48 ans. Depuis une douzaine d'années déjà elle est sujette à de fréquentes coliques néphrétiques qu'elle soulage à l'aide de préparations opiacées ou de chloral (8 à 12 grammes pendant la crise). Elle est de plus dyspeptique, et éprouve fréquemment des pertes blanches.

Il y a trois mois environ, elle fut soumise au traitement hydro-minéral Après trois ou quatre jours d'essai, la malade, qui n'avait éprouvé qu'une diarrhée passagère, poussa l'ingestion jusqu'à trois et quatre verres d'eau, le matin à jeun. Vers le 10e jour, elle fut prise d'une de ses crises habituelles qu'elle combattit, comme à l'ordinaire. Pendant le sommeil elle eut une miction involontaire, et, à son réveil, elle trouva dans ses draps une masse de gravelles rugueuses d'une couleur brûne-rougeâtre et variant de la grosseur d'un grain de millet à celle d'un petit pois.

Quatre jours après, nouvelle crise, suivie d'une même émission de nombreuses gravelles. Alors, elle poussa l'ingestion jusqu'à 6 verres d'eau et prit, pendant un mois, deux ou trois bains par semaine.

A partir de cette époque les crises ont absolument cessé, les urines sont neutres, claires, et ne contiennent plus de traces de gravelle ; les pertes blanches ont disparu, les digestions sont faciles, l'appétit régulier.

Depuis deux mois déjà, elle a cessé toute espèce de traitement et n'a pas eu la moindre rechute, ce qui ne veut pas dire, cependant, que la diathèse est complètement éteinte, et qu'une nouvelle saison ne sera pas nécessaire.

Enfin, deux séries d'affections chirurgicales me paraissent aussi justiciables des eaux salées de Lons-le-Saunier: Ce sont les engorgements chroniques des articulations, puis quelques affections des os. Je tiens de l'expérience de mon père, que de vieilles entorses qui avaient longtemps résisté à diverses applications topiques, ont été très-rapidement modifiées et guéries par les douches chaudes.

Evidemment si le gonflement est le résultat d'une affection chronique de l'articulation, si par exemple, nous sommes en présence d'une hydartrose, il n'y a pas à espérer de guérison du seul traitement hydro-minéral. Cependant, je le crois très-volontiers susceptible d'aider la résolution et de contribuer ainsi, pour sa part, à la guérison définitive.

Dans la nécrose de certaines portions osseuses, les eaux de Lons-le-Saunier sont incontestablement appelées à rendre de très-grands services. Elles favorisent l'élimination des portions nécrosées et facilitent ainsi la cicatrisation des trajets fistuleux. J'ai déjà eu occasion de faire constater combien cette action est remarquable chez les sujets scrofuleux. Je n'ai pas à y revenir ici.

Elles sont encore un excellent stimulant de la faiblesse qui succède fréquemment aux fractures, et qui, assez souvent, est la seule cause de claudication pouvant faire supposer une consolidation vicieuse.

Je n'ai pas eu occasion d'employer les eaux minérales de Lons-le-Saunier dans aucune affection cérébro-spinale. Je ne doute pas, cependant, qu'elles réussiraient à modifier avantageusement certaines formes de paralysies qui n'ont plus à craindre un retour à l'état aigu.

L'étude des causes de la paralysie est d'ailleurs, ici, la première condition du succès. Ainsi, certains sujets délibités par les excès et atteints d'accidents paraplégiques, ont besoin d'une rénovation du sang dont ils trouveront tous les éléments dans les eaux salines-ferrugineuses. D'autres, au contraire, chez lesquels la paralysie est la conséquence d'une lésion anatomique appréciable, s'en trouveraient, je crois, très-mal. L'action excitante des eaux, serait probablement très-préjudiciable à la guérison.

Cette excitation résolutive sera très-avantageuse, au contraire, lorsque la paralysie se trouvant en quelque sorte dans la période de réparation, n'aura plus à redouter un retour d'inflammation. La douche, en pareil cas, est un auxiliaire obligé des bains ; elle demande à être attentivement surveillée, car la réaction peut-être funeste.

Au résumé donc, les eaux minérales de Lons-le-Saunier, sont toniques, stimulantes et résolutives, elle régularisent les fonctions du système nerveux, surexcitent l'appétit, facilitent les digestions et par conséquent favorisent la nutrition générale.

Il est évident pour moi qu'elles sont parfaitement indiquées dans toutes les *affections atoniques*, les scrofules, le lymphatisme, la chlorose, la débilitation qui succède aux affections graves, fièvres typhoïdes ou autres.

Elles jouissent de *propriétés résolutives*, bien constatées dans les adénites ganglionnaires, et les engorgements périarticulaires du rhumatisme chronique ou de la goutte atonique. Elles sont manifestement curatives de certaines maladies de la peau, notamment du prurigo, de l'impétigo et du psoriasis simple ou syphititique.

Elles favorisent enfin la cicatrisation rapide des plaies de mauvaise nature.

Les eaux de Lons le-Saunier, peuvent être utilisées pendant toute l'année : les mois de *juin, juillet, août et septembre* sont cependant ceux qui favorisent le plus ce genre de médication.

Les bains m'ont paru ne devoir pas être prolongés au delà de vingt cinq minutes, les douches une à deux minutes. L'ingestion stomacale, sauf de rares exceptions, ne doit pas dépasser trois verres par jour. La saison peut, sans inconvénient, être prolongée pendant quarante ou cinquante jours, soit trente-cinq ou quarante bains et douches

Je n'ai rien dit des contre-indications. Il est évident que la pléthore générale et la tendance aux congestions viscérales doit les faire formellement repousser. Les individus menacés de congestion cérébrale, d'affection organique du cœur ou des gros vaisseaux, doivent absolument s'en abstenir. Toutes les inflammations locales aiguës sont également une contre-indication. Ainsi les individus atteints de blennorrhagie, de rétrécissement aigu de l'urètre, ou même d'uno simple conjonctivite, doivent en cesser l'usage. Les hémoptysies qui surviennent souvent dans le cours de la tuberculose vraie ou scrofuleuse, doivent également, sinon les faire interdire complètement, du moins momentanément. Il en est encore de même des manifestations aiguës du rhumatisme ou de la goutte, contre lesquelles elles sont au contraire très-favorables, lorsque la maladie est à l'état chronique, chez les sujets anémiques ou débilités.

CONCLUSIONS

1° Les eaux minérales le Lons-le-Saunier, sont chloro-sodiques bromurées et ferrugineuses. Elles diffèrent des eaux de Salins par ce dernier principe d'abord, puis par la forte proportion d'acide carbonique libre et d'hydrogène sulfuré qu'elles contiennent.

Elles jouissent en conséquence de propriétés toniques et stimulantes plus accentuées.

2° Elles ont sur l'eau de la mer l'immense avantage, et malgré la forte proportion des éléments minéralisateurs qu'elles contiennent, d'être parfaitement tolérées par l'estomac.

3° Elles possèdent avec Bourbonne-les-Bains, des analogies de composition et d'effet qui en font le meilleur succédané de cette importante station militaire, notamment dans le traitement du rhumatisme chronique, de la goutte atonique, et de toutes les expressions morbides où le lymphatisme joue le rôle dominant.

4° Elles sont, tout aussi bien que celles de Salins, curatives de la scrofule, depuis le simple lymphatisme jusqu'à la nécrose osseuse, et doivent être appliquées contre toutes les manifestation de cette maladie. Utilisées sous forme de bains ou de douches, leur propriété stimulante, résolutive, serait certainement augmentée par le mélange avec les eaux-mères provenant de la fabrication du sel. Mais ce mélange n'est pas indispensable, et n'est qu'un heureux auxiliaire de la médication.

5° Elles jouissent enfin de vertus toniques, reconstituantes, qui les rendent d'une très-grande utilité dans la convalescence des affections graves, notamment de la fièvre typhoïde, si souvent suivie d'une profonde débilitation de l'organisme.

6° Je n'hésite donc pas à m'associer à la généreuse pensée des quelques médecins militaires qui déjà les ont appréciées, notamment de MM. Villards et Gérier, et je sollicite avec eux, du gouvernement, la création, à Lons-le-Saunier, d'une station militaire permettant d'y envoyer chaque année un grand nombre de nos soldats, qui sont habituellement désignés pour les bains de mer ou de Bourbonne-les-Bains, et qui, en raison de l'éloignement ou de l'encombrement, ne peuvent pas les obtenir.

Je suis certain du reste que le conseil municipal de Lons-le-Saunier n'hésitera pas à voter les fonds nécessaires à leur hospitalisation dans un établissement spécial.

Dr A. CHALLAN.

Médecin-Major.

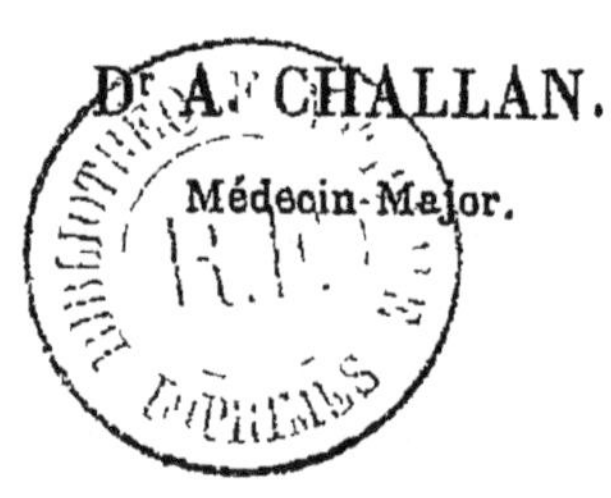

Impr. H. Damelet, à Lons-le-Saunier (Jura).

www.ingramcontent.com/pod-product-compliance
Ingram Content Group UK Ltd.
Pitfield, Milton Keynes, MK11 3LW, UK
UKHW021116260726
13994UKWH00002B/903

9 782329 159430